Carl-Auer

Systemische Therapie und Beratung

In den Büchern der Reihe zur systemischen Therapie und Beratung präsentiert der Carl-Auer Verlag grundlegende Texte, die seit seiner Gründung einen zentralen Stellenwert im Verlag einnehmen. Im breiten Spektrum dieser Reihe finden sich Bücher über neuere Entwicklungen der systemischen Arbeit mit Einzelnen, Paaren, Familien und Kindern ebenso wie Klassiker der Familien- und Paartherapie aus dem In- und Ausland, umfassende Lehr- und Handbücher ebenso wie aktuelle Forschungsergebnisse. Mit den roten Bänden steht eine Bibliothek des systemischen Wissens der letzten Jahrzehnte zur Verfügung, die theoretische Reflexion mit praktischer Relevanz verbindet und als Basis für zukünftige nachhaltige Entwicklungen unverzichtbar ist. Nahezu alle bedeutenden Autoren aus dem Feld der systemischen Therapie und Beratung sind hier vertreten, nicht zu vergessen viele Pioniere der familientherapeutischen Bewegung. Neue Akzente werden von jungen und kreativen Autoren gesetzt. Wer systemische Therapie und Beratung in ihrer Vielfalt und ihren transdisziplinären und multiprofessionellen Zusammenhängen verstehen will, kommt um diese Reihe nicht herum.

Tom Levold

Herausgeber der Reihe *Systemische Therapie und Beratung*

Martina Rosanski

Sich selbstständig machen in Therapie und Beratung – wie geht das?

Mit einem Vorwort von Sebastian Baumann

2023

Themenreihe »Systemische Therapie und Beratung«
hrsg. von Tom Levold
Reihengestaltung: Uwe Göbel
Umschlaggestaltung: B. Charlotte Ulrich
Umschlagfoto: © Talaj – stock.adobe.com
Redaktion: Uli Wetz
Satz: Drißner-Design u. DTP, Meßstetten
Printed in Germany
Druck und Bindung: CPI books GmbH, Leck

MIX
Papier | Fördert gute Waldnutzung
FSC® C083411
FSC www.fsc.org

CPI klimaneutral
Mehr Bäume.Weniger CO_2

Erste Auflage, 2023
ISBN 978-3-8497-0471-1 (Printausgabe)
ISBN 978-3-8497-8427-0 (ePUB)

Bibliografische Information der Deutschen Nationalbibliothek:
Die Deutsche Nationalbibliothek verzeichnet diese Publikation in der Deutschen Nationalbibliografie; detaillierte bibliografische Daten sind im Internet über http://dnb.d-nb.de abrufbar.

Informationen zu unserem gesamten Programm, unseren Autoren und zum Verlag finden Sie unter: **https://www.carl-auer.de/**
Dort können Sie auch unseren Newsletter abonnieren.

Carl-Auer Verlag GmbH
Vangerowstraße 14 • 69115 Heidelberg
Tel. +49 6221 6438-0 • Fax +49 6221 6438-22
info@carl-auer.de

Inhalt

Vorwort **7**

1 Warum dieses Buch? **9**

1.1 Zum Aufbau dieses Buches 12

1.2 Hinweis zur weiblichen und männlichen 13

1.3 Noch ein Hinweis 13

2 Eine Geschichte **14**

3 Trau dich, es geht **16**

3.1 Der Wunsch nach Selbstständigkeit 16

3.2 Der Erfolg in der Selbstständigkeit 20

3.2.1 Ehrlichkeit zum eigenen Kompetenzprofil 21

3.2.2 Durchsetzungsfähigkeit 21

3.2.3 Eigenmotivation 22

3.2.4 Vertrauen auf das Bauchgefühl 22

3.2.5 Positive Einstellung zum Geld 23

3.2.6 Spaß 25

3.2.7 Fachliches Können 26

3.3 Die größte Hürde in der Selbstständigkeit 26

3.3.1 Akquise ist permanent 27

3.3.2 Akquise ist immer positiv 27

3.3.3 Akquise ist persönlich 28

3.3.4 Akquise ist klar 28

3.3.5 Akquise ist knapp 29

3.4 Das Systemische in der Selbstständigkeit 31

4 Die Entscheidung zur Selbstständigkeit **33**

5 Und wie geht es jetzt weiter? **34**

5.1 Rechtliche Pflichten in der Selbstständigkeit 34

5.1.1 Mögliche rechtliche Formen und ein Name 34

5.1.2 Steuerlicher Status – Gewerbe oder Freiberuflichkeit? 48

5.1.3 Steuern und ihre Begleichung 53

5.1.4 Notwendige und informative Berechnungen 60
5.1.5 Rechnungsstellung 70
5.1.6 Regelungen für die Werbung 74
5.1.7 Versicherungen und ihre Wirkung 75

5.2 Persönliche Gestaltungsmöglichkeiten in der Selbstständigkeit 76
5.2.1 Welches Honorar ist das richtige für meine Tätigkeit? 76
5.2.2 Regelungen zwischen Therapeutin und Klientin 77
5.2.3 Gestaltung von passender Werbung 78
5.2.4 Organisation des Alltags 79

6 Zum Schluss **82**

Über die Autorin **83**

Vorwort

»Legt los, der genaue Weg entsteht beim Gehen!« So könnte man das Buch von Martina Rosanski überschreiben. Diese Prämisse prägt den Aufbau des Buches und macht es zu einem leicht lesbaren Ratgeber für alle, die sich mit Beratung und Therapie selbstständig machen möchten oder zumindest mit dem Gedanken spielen, es zu tun. Dabei hat mich die direkte Ansprache, die Fokussierung auf den initialen Inspirationsfunken, sich selbstständig machen zu wollen, richtiggehend in den Bann gezogen. Ganz natürlich bin ich meinen eigenen Weg der Selbstständigkeit noch einmal nachgegangen, war sofort verbunden mit den Herausforderungen und mit der Erlaubnis, mir Platz nehmen zu dürfen und mich mit meiner Stärke zu verbinden und sie zu leben. So führt einen das Buch direkt hinein in die eigene höchstpersönliche Haltung zur Selbstständigkeit, fast so, als säße man zusammen mit anderen leibhaftig im Seminar bei Martina Rosanski.

Ihre Kommunikationserfahrung mit Menschen, die sich auf den Weg der Selbstständigkeit gemacht haben, merkt man dem Buch an. Es werden keine Managementfloskeln à la »Wer hilfreiche Hände finden möchte, suche sie an den Enden seiner Arme« angeboten oder ein »Machen Sie es so wie ich, dann können auch Sie genauso erfolgreich sein« verkauft. Mit einer Hebammenhaltung versteht es Martina Rosanski, die richtigen Fragen zu stellen sowie ganz konkrete Tipps zu geben und Vorgehensweisen zu beschreiben.

Wer sich auf die Selbstständigkeit vorbereiten möchte, findet hier kompakt und bei überschaubarem Aufwand die wichtigsten Informationen und Denkanregungen in passenden Portionen zusammengestellt: Von der Frage der Entscheidung zur Selbstständigkeit über rechtliche Pflichten bis hin zum passenden Honorar verschafft das Buch einen sehr guten Überblick über den Weg zur Selbstständigkeit.

Das Buch macht Lust und steckt an. Alles Gute auf dem Weg zur Selbstständigkeit oder die nach der Lektüre besser begründete Entscheidung für etwas anderes!

Sebastian Baumann
Mannheim, im Februar 2023

1 Warum dieses Buch?

Mit dem vorliegenden Buch richte ich mich an (Systemische) Therapeutinnen und Beraterinnen, die über Selbstständigkeit nachdenken. Ob nun neben- oder hauptberuflich, ob Teilzeit oder Vollzeit, ob schon selbstständig oder nicht, dieses Buch ist genau auf diese Adressaten zugeschnitten.

Zum Thema Existenzgründung gibt es erstaunlich viel Literatur, obwohl Deutschland in seiner Gründerkultur auf einem der hinteren Plätze in den hoch entwickelten Ländern der Welt liegt.[1] Die Literatur beschreibt Gründungen oft gleichartig, die Botschaft lautet: Sei extrovertiert, auf Erfolg gepolt und bereit, viel Geld und Zeit zu investieren, um das Unternehmen zum wirtschaftlichen Erfolg zu führen. Wenn die »harten Faktoren« wie Geschäftsidee, Steuer, Recht und Marketing gut vorbereitet sind, dann gelingt die Gründung, so die oftmals getätigten Aussagen!

Neben der Literatur gibt es einiges an Seminarangeboten im Bereich Existenzgründung, die die gleiche Botschaft beinhalten. Das Unternehmen soll schnell wachsen, viele Mitarbeiter haben, und Bilanzen sind ganz wichtig. Die Angebote bearbeiten die durchaus wichtigen, fassbaren »harten Faktoren«, streifen ein bisschen die persönlichen Voraussetzungen und betonen, dass eine Gründung so verlaufen muss.

Diejenigen, die eher vorhaben, sich selbst einen Arbeitsplatz zu schaffen oder »etwas« nebenberuflich zu starten, halten diese Aussagen mehr von einer Gründung ab, als dass es sie befördert. Für diese sogenannten Solo-Selbstständigen gibt es keine bis wenig spezialisierten Seminare zum Thema Existenzgründung.

In einem Mitgliedsinstitut der Systemischen Gesellschaft e. V.[2] gebe ich seit rund zehn Jahren ein- und zweitägige Seminare zum Thema »Existenzgründung für Personen in Therapie und Beratung«.

---

1 R. Sternberg, N. Gorynia-Pfeffer, M. Wallisch, A. Baharian, L. Stolz, J. von Bloh (2020): Global Entrepreneurship Monitor 2019/2020. Unternehmensgründungen im weltweiten Vergleich – Länderbericht Deutschland 2019/20. Eschborn (RKW Kompetenzzentrum [Rationalisierungs- und Innovationszentrum der Deutschen Wirtschaft e. V.]). Verfügbar unter: www.rkw-kompetenzzentrum.de [23.9.2022].

2 Siehe: www.systemische-gesellschaft.de [23.9.2022].

Dass dies möglicherweise ein Angebot sein könnte, welches sich ansonsten auf dem Seminarmarkt rarmacht, zeigten bislang dem Institut die Entfernungen, die die – vorwiegend weiblichen – Teilnehmenden zurücklegten. Sie kommen für die Seminare aus einem Umkreis von 200 bis 350 km.

Während der Zeit des Lockdowns in der Corona-Pandemie fanden alle – so auch meine – Seminare online statt. Hier wurde noch stärker deutlich, wie sehr das Angebot bundesweit genutzt wird. Online angeboten, erweiterte sich der Teilnehmerinnen-Kreis auf die ganze Bundesrepublik. Darauf angesprochen, bestätigten die Teilnehmerinnen, dass es keine bis wenige adäquaten Angebote zur Existenzgründung gibt. Aber auch wenn es sie gibt, fühlen sich die Teilnehmerinnen einfach nicht ihren Bedürfnissen gemäß angesprochen. Sie können sich mit dem Angebot weitgehend nicht identifizieren.

Dass die vorhandenen Angebote für eine Gründung oder eine bestehende Selbstständigkeit im Berufsfeld von Therapeuten und Beratern nicht zielorientiert sind, ist auch meine Erfahrung. Die in der Literatur und in den Seminaren eingeschlagene Vorgehensweise mag für viele Gründungen richtig und wichtig sein, ob es in diesem Berufsfeld der Therapeutinnen und Beraterinnen erfolgversprechend wirkt, zweifele ich an. Diese Berufsgruppe braucht etwas anderes. Sie braucht ein spezifisch auf sie zugeschnittenes Angebot, welches sie bei ihren Fragen abholt und ihnen diejenige Hilfestellung gibt, sie angemessen bearbeiten zu können. Das geschieht in meinen Seminaren zur Existenzgründung am Kasseler Institut für Systemische Therapie und Beratung e. V.[3]

Im Wesentlichen besteht eine Gründung aus einer fein und sensibel abgestimmten innerlichen Vorbereitung der jeweiligen Person, die sich auf den Weg in eine Selbstständigkeit begibt. Selbstverständlich braucht es die »harten Faktoren«, aber der eigentliche Erfolg liegt in der Kombination mit den »weichen Faktoren«. Es geht um die Entwicklung einer Haltung zur Gründung, die meist einen erstmaligen und einmaligen Schritt in eine andere Art der Arbeits- und Lebensform darstellt. Eine Gründung – und auch der weitere Verlauf der beruflichen Selbstständigkeit – ist also zweifellos so erfolgreich wie die Haltung der Gründungsperson.

3 Siehe auch: www.kasselerinstitut.de [23.9.2022].

»Das haben wir noch nie probiert, also geht es sicher gut!«, sagt Pippi Langstrumpf und trifft damit den Nagel auf den Kopf.

Pippis Haltung in den Gründungsüberlegungen zu haben oder zu entfalten wäre sicherlich die vorteilhafteste. Doch wer hat sie? Einige Menschen haben eine solche Haltung in die Wiege gelegt bekommen (Gratulation!). Die meisten sind fähig, mit ein wenig unterstützenden Maßnahmen eine solche Haltung zu erlernen. Auf das Lernen oder Stärken einer solchen Haltung zielt dieses Buch ab. Es bedenkt die eigene Persönlichkeit, bedenkt, was an Fähigkeiten und Fragen diskutiert und entwickelt werden sollte, damit jemand erfolgreich in der Selbstständigkeit besteht.

Das Buch legt keinen Wert auf einen kompletten und vollständigen Überblick über alle Details einer Selbstständigkeit, sondern geht auf zwei wesentliche Faktoren einer Selbstständigkeit ein. Zum einen auf das persönliche, emotionale und psychische Rüstzeug, zum anderen auf das fachliche und sachliche Rüstzeug des Unternehmertums. Wenn Sie also den Gedanken haben, sich selbstständig zu machen, oder aber in der bestehenden Selbstständigkeit besser werden wollen, dann begleitet Sie dieses Buch dabei. Egal, wie Sie sich entscheiden, Sie sollten mithilfe dieses Buches gute und klare Entscheidungen treffen können, sodass Ihre Selbstständigkeit von Anfang an gut begleitet aufgebaut werden kann.

Einen Fokus legt das Buch auf die Gründung im »systemischen« Kontext. Es gibt im systemischen[4] Verfahren seit seinem Beginn in den 1950er-Jahren vielfältige Entwicklungen und Verästelungen. Denn systemische Verfahren finden nicht nur in der Familientherapie mit Einzelnen, Paaren und Familien ihren Einsatz, sondern vermehrt auch in der Beratung sowie als Organisationsentwicklung oder Organisationsberatung in Non-Profit- und in Profit-Organisationen, Mediation, Supervision und Coaching sowie Elterncoachings.

Eine große Anerkennung hat die systemische Therapie durch die sozialrechtliche Anerkennung als psychotherapeutisches Verfahren Ende 2018 erfahren. Damit steht die systemische Therapie als Verfahren für die eigentlichen psychotherapeutischen Psychotherapeuten wie auch die approbierten Fachärzte mit psychotherapeutischer

4 Vgl. z. B. R. Schwing u. A. Fryszer (2013): Systemische Beratung und Familientherapie. Kurz, bündig, alltagstauglich. Göttingen (Vandenhoeck & Ruprecht).

Zusatzqualifikation für eine Abrechnung mit den Krankenkassen bereit.

Ausgebildeten Therapeuten und Therapeutinnen, die keinerlei Approbationsausbildung haben, bleibt die Abrechnung mit den Krankenkassen versagt. Für eine Gründung in diesem Bereich ein entscheidender Unterschied. Bei Therapeutinnen, die über die Krankenkassen abrechnen können, trägt der Patient die Aufwendungen für die Therapie nicht selbst, sie werden über die solidarischen Beiträge aller Beitragspflichtigen mitfinanziert. Bei Therapeuten, die nicht über die Krankenkassen abrechnen können, trägt der Patient die Aufwendungen für die Leistungen selbst. Damit unterscheiden sich die »Märkte«, auf denen sich die Therapeutinnen bewegen, um einiges. Ohne diese »Unterstützung« durch Kassenleistungen auf sich aufmerksam machen zu müssen erfordert eine andere Vorgehensweise am Markt. Auch das direkte Verhandeln und Abrechnen mit den Patienten über ein entsprechendes Honorar entspringt einer anderen Grundlage; hier wird der weitgehend anonyme Abrechnungsakt plötzlich öffentlich und persönlich.

Das Buch bezieht sich deswegen auf Gründungen von Therapeuten und Therapeutinnen ohne Kassenzulassung, die nicht nur eine Gründung vor sich haben, sondern sich auch noch dem freien Markt stellen.

Aber auch allen anderen Gründungs- und Unternehmensvorhaben, besonders denjenigen, die sich im Bereich von Beratung, Coaching etc. bewegen, soll dieses Buch ein Wegweiser sein.

Sollten Sie sich schon in einer Selbstständigkeit bewegen, kann es sein, dass Ihnen das eine oder andere in diesem Buch schon bekannt vorkommt. Aber vielleicht nutzen Sie die Chance und überprüfen einfach noch mal durchgängig, ob Sie alles gut und richtig und vor allem erfolgsorientiert aufgebaut haben.

1.1 Zum Aufbau dieses Buches

Da zu einer Gründung ein bisschen mehr gehört als nur eine Anmeldung beim Finanzamt, geht das Buch zuerst intensiv auf die persönliche, emotionale und psychische Entwicklung des Selbstständigen ein. Hier werden Inhalte behandelt wie: »Warum mache ich mich überhaupt selbstständig«, »Was treibt mich an?«, »Wie wichtig ist meine Persönlichkeit im Bestehen auf dem Markt?«, »Welche Stärken und Schwächen habe ich, und wie gehe ich damit um?«, »Welches ist mein Stil?«, »Welches ist meine Haltung zu meiner Arbeit?«.

Nachdem hier die Grundlagen gelegt wurden, kann das Buch im Weiteren auf das fachliche Rüstzeug für die Gründung eingehen: »Welche Anmeldungen muss ich vornehmen?«, »Welche Steuern müssen entrichtet werden?«, »Welchen Preis kann ich nehmen?«, »Wie kalkuliere ich meine Selbstständigkeit?«.

1.2 Hinweis zur weiblichen und männlichen Schreibweise

Ich nutze in diesem Buch dort, wo es sinnvoll und passend erscheint, als Anrede die vorwiegend weibliche Form. Da ich aber Ihren Gedankengang nicht durch holprige Formulierungen unterbrechen möchte, werde ich auch auf die männliche oder eine neutrale Form zurückgreifen.

1.3 Noch ein Hinweis

Sollten Sie in diesem Buch Werte finden und nutzen wollen, die sich auf Steuern oder Beträge beziehen, so kann es sein, dass sie sich in der Zeit zwischen Drucklegung des Buches und Ihrem Interesse geändert haben. Bitte überprüfen Sie das in sicheren Internetquellen, wie z. B. beim Bundesfinanzministerium.

2 Eine Geschichte

Es war einmal ...

So beginnen viele Märchen, aber diese Geschichte ist wahr und zeigt, wie es dazu gekommen ist, dass ich dieses Buch schreibe.

Viele Jahre ist es her, dass ich über ein Netzwerk von Selbstständigen wegen einer Existenzgründungsberatung angefragt wurde. Ich führte ein Einführungsgespräch mit Ulrike, der Frau, die um Beratung nachgefragt hatte, und wir wurden uns einig.

Die Beratung begann. Es ging um Folgendes: Ulrike war als Therapeutin fest angestellt in einer Jugendeinrichtung bei einer großen Stadt. Sie wusste, in diesem Umfeld würde sie gut alt werden können, hätte genug Rente und ein sicheres und auch durchaus interessantes Leben. Mit klaren Strukturen und Anweisungen vom Abteilungsleiter oder von anderer Seite. Aber aus einem unerfindlichen Grund – den sie bis dahin nicht definieren konnte – ging es ihr nicht gut, sie war sehr unzufrieden. Sie wollte klären, ob es nicht noch andere Möglichkeiten für sie gibt.

Selbstständigkeit vielleicht? Da sie davon nicht viel bis gar nichts wusste und vor den bürokratischen Hürden Angst hatte, suchte sie eben um Hilfe nach. Sie berichtete mir, dass sie sich ein halbes Jahr Auszeit genommen hatte, danach wollte sie eine Entscheidung treffen. Gibt sie den sicheren Job auf, und macht sie sich selbstständig? Oder bleibt sie bei der Arbeitsstelle, denn einen solchen sicheren Job gibt man nicht so einfach auf. Sie fragte nach allem, was man so als »Unwissende« auf dem Weg in die Selbstständigkeit fragt: »Welche Steuern muss ich zahlen, wie hoch sind die?«, »Wann muss ich sie bezahlen?«, »Was für Auflagen habe ich sonst noch?«, »Werbung?«, »Rechnungen schreiben, wie geht das?«, »Wann schreibe ich eine Rechnung, muss die irgendwie besonders strukturiert aussehen?«, »Muss ich Versicherungen haben, und was kosten die?«, »Bringen die was?«, »Schützen die mich?«, »Was ist mit der Haftung?«, »Ich habe gehört, man muss sich irgendwo anmelden?«.

All diese Fragen stürmten auf mich ein. Man hörte ihr an, dass sie die Entscheidung, die vor ihr stand, fundiert treffen wollte, alle Eventualitäten abgeklärt haben wollte. Alle diese Fragen sind berechtigt, denn die Entscheidung die sie treffen würde, bedeutete auch, eine

Entscheidung für ein anderes Lebensmodell zu treffen. Wir begannen, die Fragen zu strukturieren und die Sache für sie zu klären. Das Resultat war, dass sie nach diesem halben Jahr Auszeit ihre Anstellung gekündigt hat und sich selbstständig gemacht hat. Heute ist sie eine erfolgreiche Therapeutin und Lehrtherapeutin und meine Freundin geworden. Also, es kann gelingen!

3 Trau dich, es geht ...

Der persönliche Weg in die Selbstständigkeit

In diesem ersten Teil geht das Buch intensiv auf die »weichen Faktoren« bei einer Gründung ein. Sie werden gerne als etwas nachrangig betrachtet, aber eigentlich sind die »weichen Faktoren« der Garant für den Erfolg einer Gründung. Und das hat nichts damit zu tun, ob ich nun ein großes Unternehmen aufbauen will oder ein paar Stunden in der Woche meine Selbstständigkeit ausüben will.

Der persönliche Weg in die Selbstständigkeit bedeutet, das Rüstzeug für das zukünftige Unternehmen, Genuss sowie Spaß in der Selbstständigkeit zu finden und vor allem sein Können zu zeigen. Auch wenn Sie bereits eine Gründung vollzogen haben, ist es sicher hilfreich zu prüfen, welche Faktoren in der Unternehmung zu mehr Leichtigkeit und Erfolg verhelfen.

Mit diesem Teil dieses Buches beginnt die eigentliche Vorbereitung. Hier können Sie schauen, ob Sie die Grundlagen für Ihr Gründungsvorhaben richtig legen können und ob Sie sich zu einer Unternehmerin entwickeln. Dabei werden Sie feststellen, dass es gar nicht so schwer ist anzufangen.

3.1 Der Wunsch nach Selbstständigkeit

Warum möchte ich mich eigentlich selbstständig machen?

Warum möchten Sie sich eigentlich selbstständig machen? Eine gute Frage, die relativ wichtig ist für eine vielversprechende und zufriedenstellende Selbstständigkeit, selbst wenn es sich nur um eine nebenberufliche Selbstständigkeit handeln wird.

Bekannt ist, dass Deutschland nicht unbedingt ein Gründungsland ist. Deutschland ist eher ein Land der sozialversicherungspflichtig Angestellten, was unzählige Gesetze zu ihrem Schutz zeigen. Zum Schutz des Unternehmers gibt es kein einziges Gesetz. Also, volles Risiko! Dies ist der Grund, der viele davon abhält, überhaupt an eine Selbstständigkeit zu denken. Es erscheint zu unsicher in der sonst so geregelten Arbeitswelt in Deutschland.

Diese Unsicherheit und das noch immer sehr negative Bild von Unternehmern in Deutschland führen vielleicht im Bekanntenkreis oder Ihrem Umfeld zu den gängigen Klischees, die sich um das Unternehmertum ranken. »Wie kannst du dich nur mit Familie selbstständig machen, das ist doch viel zu unsicher« oder »Du musst viel mehr arbeiten als jetzt, und was kommt dabei rum?« sind nur einige Beispiele dafür. Das ist nicht erstaunlich, sieht man doch in vielen Erhebungen immer noch das eher negativ geprägte Bild vom Unternehmertum. Auch in einer Allensbacher Studie (2019–2022)[5] zeigt sich ein hohes Misstrauen in deutsche Unternehmen, die Bevölkerung sagt Unternehmern eher negative Eigenschaften nach als positive. Dies scheinen tradierte Rollenbilder zu sein, die sich erst gerade in der letzten Zeit zu ändern beginnen. Unbemerkt von der Öffentlichkeit, ist ein neuer Typus von Erwerbstätigen entstanden, der dem klassischen Bild des Unternehmertums nicht mehr entspricht.[6] Dennoch bleibt das Negativbild des Unternehmers in vielen Köpfen erhalten, mit dem alle Selbstständigen leben müssen.

Auch brauchen Sie selbst eine Antwort auf die Frage, warum Sie sich selbstständig gemacht haben, besonders dann, wenn mal nicht alles so rundläuft. Nicht immer reiht sich ein Erfolg an den anderen. Manchmal sind es Irritationen von außen, die Sie diese Frage stellen lassen, manchmal sind es einfach die eigenen tiefen Täler, die es zu durchschreiten gilt. Dann ist es gut, wenn Sie etwas haben, das Sie beantworten lässt, warum Sie sich selbstständig gemacht haben. Sie brauchen eine gute Portion Eigenmotivation.

Für all die skizzierten Fragen, auf die Sie in Ihrer Selbstständigkeit treffen werden oder schon getroffen sind, brauchen Sie starke Argumente, klare Kriterien und ein gutes Standing. Haben Sie sie gefunden, können Sie in den Momenten, in denen Sie sie dringend brauchen, abrufen. Sei es zur Eigenmotivation, sei es, weil die eigene Familie oder das Umfeld mal wieder an Ihnen zweifelt. Sich diese Argumente zu erarbeiten bedeutet, sie im entscheidenden Moment tatsächlich und schnell einsetzen zu können.

Ich habe selbst in den frühen Jahren meines Berufslebens folgende prägende Erfahrung gemacht: In dieser Zeit bewarb ich mich bei

5 Verfügbar unter: https://familienunternehmen.eu/allensbach-allgemeines-negatives-image-von-unternehmen-steht-positives-ansehen-der-familienunternehmen-gegenueber [23.9.2022].
6 Entnommen aus: C. Sywottek (Hrsg.): Neue Arbeit. Die Ungeliebten. *brand eins* 3/2017. Verfügbar unter: https://www.brandeins.de/magazine/brand-eins-wirtschaftsmagazin/2017/neue-arbeit/die-ungeliebten [5.1.2023].

IKEA und wurde als Trainee und zukünftige Führungskraft eingestellt. Trotz guter weiterer Entwicklungsmöglichkeiten habe ich IKEA nach zwölf Jahren verlassen, um mich selbstständig zu machen. Denn ich hatte während dieser Jahre bei IKEA grundlegend etwas gelernt und wollte dies in meinen Beratungen weitergeben: Das Unternehmen IKEA gründet seinen Erfolg nicht darauf, dass es Möbel und vieles mehr verkauft, sondern der Erfolg beruht darauf, dass der Gründer Ingvar Kamprad eine Idee, eine Vision von seinem Unternehmen hatte. Diese bis heute gültige Vision hat ihn zu einem der größten Möbelanbieter in Deutschland und weltweit gemacht: »Gör det enkelt för dem alla«, was in Deutschland später übertragen wurde in »Den vielen Menschen einen besseren Alltag schaffen«. Diese Vision und ihr anschaulicher Erfolg haben mich nachhaltig geprägt.

Seitdem befasse ich mich in meiner Arbeitswelt damit, dass ich immer wieder zu Beratungsaufträgen von kleinen Unternehmen gerufen werde, von denen die Aussage kommt, dass die betriebswirtschaftlichen Auswertungen, dass die Zahlen im Unternehmen irgendwie nicht stimmen können. Nach einem kurzen Blick auf die Zahlen lege ich sie beiseite und eröffne das Gespräch mit der Frage: »Warum haben Sie sich eigentlich damals selbstständig gemacht?« Wenn darauf, auch nach intensivem Nachfragen, keine Antwort kommt, dann ist klar, es gibt keine Vision mehr, es gibt keine Seele mehr. Entweder wird gemeinsam daran gearbeitet, diese Vision wiederzuerlangen, oder das Unternehmen wird mit einer großen Portion Erleichterung und natürlich auch viel Trauer aufgelöst.

Übertragen auf alle Selbstständigen, würde ich sagen, wenn Sie Ihre Vision, wenn Sie Ihre Unternehmensseele gefunden, wenn Sie Ihre Idee für die zukünftige Selbstständigkeit geklärt haben, dann ist die Basis eines guten und erfolgreichen Unternehmens bereits gelegt.

Hierzu eine Übung, die wie folgt aufgebaut ist: Versuchen Sie, genau zu überlegen, was Sie zu dem Schritt in die Selbstständigkeit drängt. Warum machen Sie sich selbstständig? Warum nur? Warum sind Sie selbstständig, was hat Sie damals dazu getrieben, was war der Reiz, die Vision? Oder warum bleiben Sie nicht einfach in der bestehenden Angestelltentätigkeit und entwickeln sich dort weiter?

Schreiben Sie dann alle Aussagen nieder, die Ihnen sofort oder später einfallen, auch die verrücktesten. Lassen Sie sich selbst einen großen Freiraum, engen Sie sich nicht ein. Schreiben Sie sie auf alle Fälle nieder, lassen Sie diese Gedanken(-fetzen) nicht nur in Ihrem

Kopf kreisen. Aufgeschriebenes bleibt bestehen, Gedanken dagegen sind häufig flüchtig. Sollten Sie zu irgendeinem Zeitpunkt nicht weiterkommen, lassen Sie das Geschriebene so stehen und fügen Sie nach und nach Weiteres hinzu. Immer wieder und auch später können Sie sich das Geschriebene zur Eigenmotivation heranziehen.

Mit den folgenden Aussagen, die in meinen Seminaren geäußert wurden, gebe ich einige Anregungen. In den Seminaren haben sich die Teilnehmenden natürlich gegenseitig in Ihren Aussagen befruchtet. Hier in diesem Buch können Sie die bereits getätigten Aussagen nutzen und, wenn Sie wollen, ankreuzen. Gedacht ist aber, dass Sie selbst die Aussagen finden, die auf Sie zutreffen:

Zu den Themen des Lebens:

- ☐ Über sich hinauswachsen
- ☐ Freiheit und Unabhängigkeit
- ☐ Meinen Alltag so gestalten, dass er zu meinem Familienleben passt
- ☐ Die Gesellschaft könnte mehr von mir bekommen, als ich jetzt gebe
- ☐ Meinen Werten entsprechend
- ☐ Selbstbestimmt Geld verdienen
- ☐ Unkonventionell
- ☐ Aus der Summe dessen, was ich kann, das machen, was ich möchte
- ☐ Viel mehr Sinn in meiner Arbeit
- ☐ Eigene Einteilung des Arbeitstages
- ☐ Das tun, was mich selber begeistert, und das zu teilen
- ☐ Ich will diese Arbeit machen
- ☐ Überzeugungen leben
- ☐ Ich stell mir meine Ideen selbst zur Verfügung
- ☐ Mein Engagement = meine Zeit
- ☐ Inhalt – Ich habe ein Anliegen
- ☐ Auch im Alter noch weiterarbeiten
- ☐ Besondere Kompetenz ausleben
- ☐ Gutes Gefühl, Dinge erreicht zu haben
- ☐ Schauen, wer kommt (Resonanz des Marktes)
- ☐ Meine Profession leben (selbstbestimmt)
- ☐ Selbstbestimmerin sein
- ☐ Intensiver machen, was Spaß macht

- ☐ Meine eigenen Grenzen leben
- ☐ Höherer Verdienst

Zu den Themen der jetzigen Arbeitssituation:

- ☐ Will mich bestimmten Strukturen nicht mehr anpassen
- ☐ Nicht so abhängig sein von Hierarchien
- ☐ Raus aus dem Korsett (im Vorgehen)
- ☐ Ich erreiche andere Klienten
- ☐ Das, was ich kann, ist mehr wert als mein Gehalt
- ☐ Kein Chef mehr
- ☐ Keine Energien werden verbraucht mit »unwichtigen« Dingen
- ☐ Es gibt keinen Arbeitgeber für meine Arbeit
- ☐ Frei von ungewählten Teams
- ☐ Mehr positive Rückmeldung
- ☐ Weniger Interessenkonflikte

Haben Sie die Vision, die Ziele, das, was Sie treibt, erst einmal solide und für sich stimmig geklärt, ist das die Grundlage für ein Gelingen Ihrer Selbstständigkeit. Dies erscheint mir (und nicht nur mir) grundlegend wichtig, wichtiger als alle Zahlen und Fakten.

Denken Sie an den Spaß am eigenen Schaffen, am Querdenken, am Ausleben der Ideen im Kopf!

3.2 Der Erfolg in der Selbstständigkeit

Was macht den Erfolg aus?

Es ist spannend zu verfolgen, was den Erfolg in einer Selbstständigkeit ausmacht. Per definitionem bedeutet Erfolg das positive Ergebnis einer Bemühung[7] oder wenn Sie die gesetzten Ziele erreichen.[8] Auch in der Wissenschaft und Forschung gibt es viele Untersuchungen zu diesem Begriff, viele Bücher wurden hierzu geschrieben, sie unterscheiden sich nicht sehr in ihren Ergebnissen. Neben all den Faktoren »guter Businessplan«, »solide Finanzierung« oder »kreatives Marketing« kommen viele der Untersuchungen und Autoren zu dem Ergebnis:

7 Oxford Languages über Google [30.8.2021].
8 Siehe: https://de.wikipedia.org/wiki/Erfolg [23.9.2022].

Der Erfolg ist immer sehr persönlich. Auch ein Zitat von Stephen R. Covey (US-amerikanischer Bestseller-Autor über Management-Methoden) unterstützt diese Aussage: »Für den Erfolg ist die eigene Persönlichkeit mit am wichtigsten.«[9]

Versuchen Sie mithin, Erfolg für sich selbst zu definieren, dieser Begriff ist und bleibt immer sehr individuell und persönlich.

Welche Faktoren spielen also dann eine Rolle für den Erfolg, wenn er von Ihrer Persönlichkeit abhängt? Ich biete Ihnen hier einige Faktoren, die vielleicht für Sie entscheidend sein können:

3.2.1 Ehrlichkeit zum eigenen Kompetenzprofil

In der Selbstständigkeit ist für Ihr berufliches Umfeld und Ihr Aufgabenspektrum entscheidend zu wissen, was Sie können und was Sie nicht können. Also die Kompetenzen genau abzustecken und hierbei Ehrlichkeit walten zu lassen. Das macht Sie einerseits authentisch, und andererseits erscheinen nur diejenigen Klientinnen, die Sie auch wirklich haben wollen.

Viele Therapeutinnen haben unzählige Fort- und Weiterbildungen durchlaufen, die sie alle auf ihrem Flyer oder ihrer Internetseite darstellen. Mit den Augen eines Fachpublikums gesehen, ist dies korrekt und richtig, mit den Augen einer Klientin gesehen, kann dies verwirrend sein. Kann eine Klientin einschätzen, ob eine Fortbildung nach XYZ eine angesehene Fortbildung war oder nicht? Nein, kann sie meist nicht. Also reduzieren Sie die Beschreibung Ihrer Kompetenzen auf das Notwendige und Wichtige, eine sehr klare Darstellung Ihrer Kompetenzen ist gefragt. Nehmen Sie Ihre grundlegende Ausbildung als Aufhänger, oftmals macht gerade das Sie interessant. Auch wenn es nicht dem gängigen Bild einer Therapeutin oder Beraterin entspricht. Auch als Krankenschwester oder Einzelhandelskauffrau sind Sie für bestimmte Menschen hochinteressant. All das macht Sie ja aus und hat Sie außerdem zu dem gemacht, was Sie heute sind.

3.2.2 Durchsetzungsfähigkeit

Sich mit diesen Kompetenzen am Markt durchzusetzen ist eine Fähigkeit, die in der Selbstständigkeit tatsächlich gefragt ist. Aber es ist leichter, als Sie denken. Wenn Sie Ihre Kompetenzen geklärt haben, formulieren Sie sie überzeugend, also ohne jegliche Konjunktive wie

9 S. R. Covey (2016): Die 7 Wege zur Effektivität. Offenbach a. M. (Gabal).

»möchte«, »könnte«, »sollte«, »müsste«, »hätte« oder dergleichen. Auch Entschuldigungen durch »Ich bin ja erst am Anfang ....« oder »Ich bin ja leider keine Psychotherapeutin« setzt Sie als Person herab und wird als Unsicherheit bei Ihrem Gegenüber empfunden. Also bedeutet Durchsetzungsfähigkeit kraftvolles und klares Argumentieren.

Wenn Sie jetzt innerlich argumentieren, dass Sie sicherlich für eine solche Ansage nicht genügend bereit oder gar ausgebildet sind – wie es leider insbesondere Frauen sehr gerne denken –, dann nehmen Sie sich diese Aussage vielleicht einmal zu Herzen:

Es ist besser, unvollkommen zu beginnen, als perfekt zu zögern![10]
Ich finde sie sehr treffend.

3.2.3 Eigenmotivation

Einer der Erfolgsmomente in der Selbstständigkeit ist die Eigenmotivation. Insbesondere dann, wenn mal etwas nicht so gut gelingt, wie Sie es sich vorstellen. Auch gibt es keine vorgesetzte Person, die Ihnen eventuell dabei hilft, sich wieder zu motivieren. Sie müssen es alleine tun.

Der Moment, in denen einem die Motivation entgleitet, ist genau der Moment, in dem man glaubt, die Hoheit über sein eigenes Handeln verloren zu haben. Es gilt also hier, sich das Handeln zurückzuerobern. Gut ist es, sich für die Eigenmotivation vorzustellen, wie Sie wieder ins Handeln kommen, wahrscheinlich mit kleinen Schritten, kleinen Zielen mit klaren Zeitfristen. Und dann ein Blick zurück auf das, was Sie (wieder mal) geschafft haben.

Gut ist es auch, sich für das Getane selbst zu loben und/oder zu belohnen. Vielleicht mit einem großen Eis, einem tollen Essen oder auch einer kleinen Auszeit nur für sich selbst. Sehr gut ist es, sich in diesen Momenten wieder daran zu erinnern, was Sie sich in vorigen Abschnitten erarbeitet haben, mit der Frage: »Warum machen Sie sich eigentlich selbstständig?« Die Antworten auf diese Frage sollten nun greifen, egal wie irrational sie auch nach außen hin aussehen. Und schon wissen Sie wieder, warum Sie das alles machen, und sind motivierter.

3.2.4 Vertrauen auf das Bauchgefühl

»Während sich die Ratio oft eindimensional, um nicht zu sagen dumm verhält, erweist sich das vermeintlich Irrationale häufig klüger als die

10 Thomas Alva Edison (1847–1931), US-amerikanischer Erfinder und Unternehmer.

Vernunft«, sagt Bas Kast,[11] ein anerkannter Wissenschaftsjournalist. Dies will heißen, dass wir in komplexen oder vielleicht auch kritischen Situationen häufiger auf unser Bauchgefühl, sprich: unsere Intuition hören sollten, als die Vernunft walten zu lassen. Häufiger kommen wir damit zu zufriedenstellenderen Ergebnissen.

Sehr häufig trifft man auf dieses Phänomen der Intuition im Rahmen von Einstellungsgesprächen. Alle Parameter, die abgefragt werden, stimmen, die Person, die vor einem sitzt, scheint die richtige zu sein, und dennoch ... es bleibt ein seltsames Gefühl, welches sich nicht eindeutig bestimmen lässt. Meine eigene Erfahrung zeigt, dass ich hier bestens damit gefahren bin, genau in solchen Momenten, wenn sich das Bauchgefühl so deutlich meldet, auch darauf zu hören. Das lässt sich trainieren wie ein Muskel und macht außerdem auch noch Spaß.

Versuchen Sie es!

3.2.5 Positive Einstellung zum Geld

Sollten Sie sich selbstständig machen oder es bereits sein, ist dieser Faktor ein wichtiger: die positive Einstellung zum Geld. In erster Linie muss klar sein, dass Sie für Geld arbeiten wollen. In der zweiten Linie muss klar sein, dass Sie dafür verantwortlich sind, dass Sie auch das entsprechende Geld als Honorar von den Klientinnen nehmen werden. Gerade in der Therapeutenbranche liegt eine wie auch immer entstandene Membran um diese Branche herum, die verhindert, dass angemessene Honorare genommen werden (dürfen). Die Aussagen hierzu sind häufig: »Ich weiß nicht, wie ich meinen Klientinnen das sagen soll, dass die dafür auch noch Geld bezahlen sollen, die haben doch schon Sorgen genug!«, »Meine Klientel hat das Geld einfach nicht!«, »Kann ich denn überhaupt genügend helfen?«, »Bin ich das denn überhaupt wert?«, »Ich fange doch gerade erst an, da kann ich doch nicht so viel verlangen, oder?« usw. ...

Vielleicht kommt Ihnen der eine oder andere Gedanke bekannt vor. Sollte dem so sein, dann zitiere ich hier eine schöne Aussage einer Unternehmerin mit einem Coaching-Institut in München: »Ich nehme 260 Euro die Stunde, und dies aus drei Gründen: Erstens habe ich viel Lebenserfahrung, zweitens bin ich gut ausgebildet, und drittens bekommt mein Klient eine Stunde meines Lebens geschenkt.«

11 B. Kast (2007): Wie der Bauch dem Kopf beim Denken hilft. Frankfurt a. M. (S. Fischer).

Das halte ich für eine sehr gute, wenn auch provokative Aussage.

Es muss nicht dieses Honorar sein, aber ein angemessenes Honorar sollte es sein. Vielleicht sollte man die Frage der positiven Haltung zum Geld eher so beantworten, dass wir alle nicht wissen, welche Prioritäten die Menschen für ihre Geldausgabe sich selbst setzen. Manche haben im Hintergrund viel Geld, zeigen sich aber eher geizig, andere stellen sich als großzügig dar, haben aber im Hintergrund nicht viel Geld. Das Sprichwort »Über Geld spricht man nicht« ist auch so eines, welches sich in Deutschland besonders gut hält.

Wie erkennen Sie also, wie viel Geld Ihre Klientin hat, damit Sie das richtige Honorar nehmen können? Sie erkennen es nicht! Aus diesem Grunde müssen Sie die Frage nach dem Geld vorher für sich klären. Mit welchem Honorar fühlen Sie sich wohl und können es sicher und ohne Scham nennen? Bei welchem Honorar fühlen Sie sich unter Wert verkauft, nicht richtig anerkannt? Hier eine Balance zu finden ist sicher nicht einfach. Vielleicht helfen einige der Kalkulationen, die ich im Nachfolgenden noch in diesem Buch erläutern werde.

Ein kleines Beispiel hierzu: Ich habe deutlich einschränkende Rückenschmerzen, und es ist klar, dass ich ohne osteopathische Hilfe nicht weiterkomme. Freunde von mir nennen mir eine gute Osteopathin, die Zauberhände haben soll. Ich rufe also dort an, und wir vereinbaren doch tatsächlich einen baldigen Termin. Während ich noch innerlich jubele, meint meine Osteopathin: »Ich koste *aber* 80 Euro die Stunde.« Fassungslos sage ich ihr, dass das kein Problem sei, noch fassungsloser bin ich über diese Aussage. Ich hätte in meiner Not 160 Euro (und mehr) akzeptiert.

An diesem Beispiel wird klar, dass mich nicht die Summe so fassungslos gemacht hat, sondern dass diese Frau mit den Zauberhänden ein kleines, aber entscheidendes Wörtchen wie »aber« einfügt. Dieses kleine Wort zeigt ihre Einstellung zum Geld. Sie ist sich nicht ganz sicher mit ihrer Aussage, und bei mir kommt genau diese Unsicherheit an. Nach der Behandlung konnte ich ihre Zauberhände bestätigen, denn ich war nahezu schmerzfrei. Ich habe ihr meine Fassungslosigkeit erläutert, und sie bestätigte, dass sie sich nicht sicher sei, ob sie nicht vielleicht doch etwas zu teuer sei. Sie mache das schließlich mit viel Spaß, es falle ihr so leicht. Hm?

Arbeit kann Spaß machen, und trotzdem können Sie so viel Geld dafür nehmen, wie Sie wollen. Es werden sich einige von uns abwenden, wenn wir zu teuer sein sollten, aber einige werden sich auch von uns abwenden, wenn wir zu billig sein sollten. In der Selbstständigkeit müssen wir lernen, dies auszuhalten. Aber im Supermarkt haben wir ja auch die Möglichkeit auszuwählen, nehmen wir heute den Billig-Joghurt oder den teuren oder etwas dazwischen. Genauso können Ihre Klientinnen auswählen, und sie tun es sicher. Also forschen Sie nach Ihrer Einstellung zum Geld, akzeptieren Sie, dass Sie eine Dienstleistung verkaufen, die Geld kostet und Ihre Klientinnen sich für oder gegen Sie entscheiden werden. Damit klärt sich auch für Sie das richtige Honorar!

Erster Hinweis: In den Seminaren wurde über die Honorarhöhe gesprochen, und ich will Ihnen das Ergebnis nicht vorenthalten. In vielen Fällen bewegen sich die Therapeutinnen (im Jahr 2022) bei einem Satz zwischen 80 und 120 Euro für eine ganze Stunde.

Zweiter Hinweis: Auch wurde in den Seminaren immer intensiv darüber diskutiert, ob die erste Beratungs- oder Therapiestunde umsonst angeboten werden sollte. Im Großen und Ganzen sind sich viele darin einige, dass sie gerade in den ersten Stunden den meisten Effekt erzielen, und deswegen sollte auch diese Stunde bezahlt sein. Aber entscheiden Sie *selbst!*

Dritter Hinweis: Auch wurde das Thema erörtert, dass einige Therapeutinnen sich nicht trauen, zu Beginn ein solches Honorar zu nehmen. Wenn Sie Ihr Honorar geklärt haben, bleiben Sie dabei, in Ausnahmefällen können Sie abweichen, aber nur indem Sie dies deutlich mitteilen: Heute mache ich Ihnen ein einmaliges Angebot, das gilt aber nur für Sie! Oder so ähnlich. Lassen Sie sich nicht von Klientinnen überreden, doch mit dem Honorar runterzugehen, sie könnten nicht so viel bezahlen.

Es wäre schade, wenn Sie sich unter Wert verkaufen würden.

Sollte Ihre Klientel tatsächlich diese Honorare nicht aufbringen können, vielleicht weil es sich um Kinder und Jugendliche handelt, suchen Sie nach ergänzenden Finanzierungsarten wie (Teil-)Finanzierung Ihres Honorars über das Jugendamt oder über einen Trägerverein, oder gründen Sie gar selbst einen Verein.

3.2.6 Spaß

Was hat Spaß in der Selbstständigkeit zu suchen, hier geht es um ernste Dinge, werden Sie vielleicht immer mal wieder hören. Ich dagegen wage zu behaupten, was sollte der ganze Aufwand hin zur Selbstständigkeit, wenn es keinen Spaß machen würde? Klare Definition für diesen Punkt: Macht es Ihnen keinen Spaß, sollten Sie es lassen!

3.2.7 Fachliches Können

Wenn Sie mitgezählt haben; Wir sind jetzt beim siebten Punkt in der Auflistung für Faktoren des Erfolgs angelangt. Diese sieben Punkte sind nicht wahllos hintereinander aufgelistet worden, sondern stellen eine Rankingliste dar.

An siebter und letzter Stelle kommt tatsächlich fachliches Können. Vielleicht werden Sie jetzt innerlich aufbegehren und sagen, dass dies nicht stimmen kann. Aber Sie kennen sicher sehr gebildete Menschen, die irgendwie nicht unbedingt von großem Erfolg verwöhnt sind, obwohl sie sich viel Mühe geben. Aber auch umgekehrt kennen wir einige – vielleicht auch eher nicht so gebildete Menschen –, die ohne, dass man weiß, wie sie das geschafft haben, erfolgreich werden.

Mitte der 1990er-Jahre erhob das amerikanische Unternehmen IBM eine Erhebung im eigenen Unternehmen darüber, welche Kriterien dafür entscheidend sind, ob jemand Erfolg hat oder nicht. Diese Statistik wurde vielfach übernommen und weiterentwickelt, die Ergebnisse gleichen sich bis heute:

- Leistung spielt zu 10 % eine Rolle
- Selbstdarstellung macht 30 % des Erfolges aus
- Kontakte und Beziehungen sind zu 60 % dafür verantwortlich, ob jemand Erfolg hat oder nicht.[12]

Nur fachliches Können reicht also bei Weitem nicht dafür aus, erfolgreich zu sein, viele Faktoren mehr spielen eine Rolle.

3.3 Die größte Hürde in der Selbstständigkeit

Wie komme ich an meine Kunden?

Haben Sie nun den Mut, die Schritte, die Sie bisher gelernt haben, genauso in die Gewinnung von Kundinnen mitzunehmen. Denn auch dies geht besser und viel leichter mit einer inneren Überzeugung und einer authentischen Haltung. Und vertrauen Sie darauf, dass Ihre Kundinnen auf Ihre Ausstrahlung, die Sie dadurch umgibt, reagieren.

Gewinnung von Kundinnen wird allgemein mit Akquise beschrieben. Das Wort »Akquise« kommt aus dem Lateinischen und hat zu

12 Entnommen aus: S. Asgodom (erstmals 1996 und weitere Auflagen): Eigenlob stimmt! Berlin (ECON).

tun mit »(er)werben« = *Kundinnen gewinnen*. Das heißt, in der Akquise sollen Sie Menschen davon überzeugen, dass sie Ihre Dienstleistung in Anspruch nehmen und dafür ein bestimmtes Entgelt zahlen werden. Das ist nicht so leicht, wenn nicht sogar sehr schwer. So hört es sich insbesondere an, wenn Sie die Literatur hierzu durchlesen, die Akquise deutlich als Marketingmaßnahme und damit überwiegend werbliche Maßnahme versteht. Aber ... es gibt einen verständlichen und geschmeidigen Weg, an die Kundinnen zu kommen. Und zwar so, dass die Kundinnen das gar nicht merken, dass gerade Akquise betrieben wird. Hier zeige ich Ihnen diesen Weg in fünf Schritten auf:

3.3.1 Akquise ist permanent

Wenn Sie sich selbstständig gemacht haben, dann sind Sie immer auch als Selbstständige unterwegs. Das bedeutet, dass Sie immer, und ich meine: bei wirklich jeder Gelegenheit, darauf vorbereitet sind, dass eine eventuelle Kundin oder jemand, der Sie eventuell weiterempfehlen könnte, auf Sie trifft. »Bei jeder Gelegenheit« bedeutet hier, dass Sie auch auf privatesten Festen oder auf großen Veranstaltungen immer etwas dabeihaben, um es herauszugeben. Das kann die Visitenkarte sein, dass kann ein Lesezeichen sein, das kann ein Buch sein, das kann ein Kugelschreiber sein ... das kann alles sein, Hauptsache, Ihr Gegenüber bekommt etwas physisch in die Hand gedrückt. Ihr Gegenüber merkt sich das, und im Idealfall fällt ihm das, was Sie ihm gegeben haben, irgendwann wieder in die Hände, und er erinnert sich. Was dann geschieht, haben Sie nicht mehr in der Hand, aber den ersten Schritt haben Sie richtig gemacht. Wenn Sie es nicht physisch gestalten wollen, dann lassen Sie sich etwas Kreatives einfallen, was digital äußerst unproblematisch für die Endgeräte Ihres Gegenüber funktioniert.

Ein Kollege von mir hat in den Anfangszeiten seiner Selbstständigkeit ein klitzekleines bisschen Blattgold auf seine Visitenkarte aufgebracht. Keiner hat sich gewagt, diese äußerst wertvolle Visitenkarte wegzuwerfen. Also, es liegt in Ihrer Hand, Ihrer Kreativität freien Lauf zu lassen.

3.3.2 Akquise ist immer positiv

Wenn Sie mit jemandem über Ihre selbstständige Tätigkeit reden, reden Sie positiv von dieser Tätigkeit. Wenn Sie nur über Probleme der Selbstständigkeit mit Ihrem Gegenüber sprechen, wird es sicher nicht so recht geneigt sein, Ihnen zu vertrauen, dass Sie etwas Positives bewirken können. Fühlen Sie sich wohl, während Sie darüber reden. Dass es immer und überall auch Schwierigkeiten zu bewältigen gilt, wissen wir alle. Es ist auch nicht angebracht, immer blendende Stimmung zu verbreiten, das ist nicht damit gemeint, aber Ihre Tätigkeit soll locken und nicht abstoßen.

3.3.3 Akquise ist persönlich

Es geht immer um die Person, die die Dienstleistung verkauft, also Ihre Beratungs- oder Therapieleistung, die von Ihnen selbst erbracht wird. Glauben Sie mir, es ist entscheidender, wie sehr Sie als Person wirken, denn die Tatsache, welche Ausbildungen Sie abgeschlossen haben. Sie arbeiten in Ihrem Bereich der Therapie und Beratung immer mit Menschen, die in ihren Entscheidungswegen auch sehr menschlich und persönlich vorgehen. Wenn Sie sich also irgendwo vorstellen oder etwas schreiben oder gar eine Rede halten, seien Sie sicher, dass ein Großteil dieser Handlung sich um Ihre Person dreht.

3.3.4 Akquise ist klar

Je sicherer Sie sich darstellen, desto eher wird Ihnen Vertrauen bezüglich Ihres Angebotes entgegengebracht werden. Stellen Sie sich die Frage vor, die da heißt: Warum sollten wir uns Ihnen anvertrauen? Warum besonders Ihnen? Nun wäre es gut, wenn Sie hierauf eine schnelle Antwort hätten und nicht lange drum herumreden müssten.

Hierzu eine Übung:

Schreiben Sie bitte auf ein Blatt die Zahlen von 1 bis 25 untereinander. Nun schreiben Sie hinter diese Zahlen je ein positives Adjektiv, welches Sie beschreibt, wie zum Beispiel: »nett«, »höflich«, »pünktlich« und so weiter. Bis Sie 25 Adjektive auf Ihrer Liste stehen haben. Die Liste wird ganz allein erstellt, eine Außenmeinung ist nicht gefragt. Am Anfang wird es noch schnell gehen mit dem Auffüllen der Liste, dann wird es vielleicht immer langsamer werden. 25 Adjektive sind viel! Es kann also etwas dauern, diese Liste zu erstellen, vielleicht dauert es auch ein paar Tage. Schauen Sie sich die fertige Liste an, und suchen Sie sich drei Adjektive aus, die Ihnen besonders gefallen. Diese Liste kann immer wieder überarbeitet werden, sie wird sich verändern, so wie wir uns auch verändern. Diese Methode nennt sich »25-Vorzüge-Methode« und führt zu einer guten Klarheit in der Selbsteinschätzung und zur Bestimmung Ihrer eigenen Persönlichkeit. Diese Kombination bei Ihren Adjektiven ist einzigartig und beschreibt Sie sehr präzise. Wenn Sie jetzt gefragt werden: »Warum sollten wir uns Ihnen anvertrauen?«, dann antworten Sie mit einem der niedergeschriebenen Adjektive.

Versuchen Sie es!

3.3.5 Akquise ist knapp

Je knapper Sie formulieren, was Sie anbieten, desto besser für das Verständnis für alle Kundinnen. Die Aussage, »Ich bin Bäcker oder Friseurin« ist relativ leicht zu verstehen, jeder weiß sie zuzuordnen. Das, was Sie machen, ist schon etwas komplexer. Trotzdem können Sie in den ersten Momenten nicht die Komplexität aufzeigen, die sich hinter Ihrem ganzen Können und Schaffen verbirgt.

Was tun? Versuchen Sie, die Wahrnehmungstheorie zu verstehen, die da sagt, Sie haben genau drei Sekunden Zeit, Ihr Gegenüber zu interessieren. Schaffen Sie es binnen dieser Sekunden, Ihr Gegenüber zu interessieren, vielleicht sogar zu begeistern, wird Ihr Gegenüber weitere Fragen stellen und sich weiter interessieren.

Versuchen Sie, sich vorzustellen, dass Sie in einer Kassenschlange anstehen. Vor und hinter Ihnen herrscht hektisches Treiben, diejenigen vor Ihnen müssen rechtzeitig und schnell die Ware auf das Band legen, diejenigen hinter Ihnen sind unruhig und wollen, dass es vorangeht. Über Ihrem Kopf dudelt nette Musik. Der vor Ihnen Stehende schaut zufällig hoch, während er weitere Waren aus seinem Korb holt und sagt: »Kennen wir uns nicht?« Und räumt weiter seine Ware aus das Band. »Ja«, sagen Sie sehr freundlich. Derjenige will auch freundlich und nett sein und fragt Sie in einer kleinen, winzigen Verschnaufpause: »Was machst du denn jetzt so?«

Nun kommt Ihre große Stunde als Selbstständige. Sie haben genau drei Sekunden Zeit, dem vor Ihnen Stehenden zu erläutern, was Sie als Selbstständige tun, und ihn gleichzeitig so zu interessieren, dass Sie ihn oder – durch seine Empfehlung –weitere Personen überzeugen. Versuchen Sie nun also, diese wenigen Sekunden zu nutzen und Ihre Tätigkeit so zu beschreiben, dass er anspringt. Drei Sekunden werden mit den Zahlen 21, 22, 23 gezählt, das Aussprechen jeder dieser Zahlen dauert fast genau eine Sekunde. Diese kleine Drei-Sekunden-Sequenz ist gar nicht so leicht zu formulieren, die Teilnehmerinnen in meinen Seminaren bestätigen dies. Aber probieren Sie es jetzt, dann sind Sie gerüstet für eine solche oder ähnliche Situation. Hierzu einige Anmerkungen, die Sie vielleicht mit in Ihre Formulierungen nehmen könnten:

- Formulieren Sie Ihren Satz so, dass er positiv endet. Wenn Ihr Satz z. B. lautet: »Ich helfe Menschen, die sich in einer Sackgasse befinden«, dann hinterlässt das Wort »Sackgasse« eher einen seltsamen Beigeschmack. Wenn Sie aber formulieren: »Menschen, die sich in einer Sackgasse befinden, denen helfe ich dabei, da wieder raus zu kommen«, hört sich das schon ganz anders an.
- Nutzen Sie Wörter und Ausdrücke, die ungewöhnlich, aber einprägsam sind, wie z. B. »wertvoll«, »Therapie im Wald« etc.
- Vermeiden Sie Konjunktive, das lässt Sie unsicher wirken und zögerlich. Also nicht: »Ich würde mich gerne selbstständig machen«, sondern, »Ich mache mich am 1.5. selbstständig« oder »Ich habe mich vor drei Monaten selbstständig gemacht«.
- Wenn Sie das Wort »systemisch« nutzen, denken Sie bitte an die vielen, die diesen Fachbegriff immer noch nicht sauber einsortieren können. Viele wiederholen dieses Wort und sagen: »Systematisch«. Probieren Sie hier andere Wörter aus.
- Formulieren Sie kleine und kurze Sätze und keine langen Nebensätze.
- Splitten Sie lange Bindestrich-Substantive in kürzere Wörter, sie sind leichter verständlich. Wie z. B. »Gestalttherapie-Ausbildung«, sagen Sie lieber »Ausbildung zur Gestalttherapie«.
- Formulieren Sie Ihren Satz insgesamt so, dass er leicht aus Ihnen heraussprudelt, kaum Fachtermini etc.

In einer solchen Situation wird nicht auf Richtigkeit gepocht, sondern darauf, dass Ihr Gegenüber ungefähr versteht, was Sie machen. Wenn Ihr Gegenüber dann innehält und meint, das klinge ja interessant und dass Sie beide doch mal einen Kaffee trinken gehen sollten, haben Sie alles richtig gemacht. Diese skizzierte Situation ist leicht auf alle anderen Zusammentreffen mit Menschen zu übertragen, sei es auf Festen und Veranstaltungen, Treffen mit Freunden, Bekannten oder Unbekannten.

Anhand dieser fünf oben skizzierten Schritte haben Sie sicher auch gemerkt, dass Akquise nicht in einem offiziellen Rahmen stattfindet, sondern auch mal so nebenbei. Und Sie kommen mit dieser Vorbereitung sicher einfacher durch die Akquise und damit an Kundinnen, als wenn Sie sich nicht vorbereiten oder sich nur mit professionellem Marketing befassen.

Wenn Sie sich also mit diesen fünf Schritten gut vorbereiten und dazu noch passende Werbung entwickeln, haben Sie alles getan, um

Akquise auf Ihre Weise professionell anzuwenden. Auf passende Werbung wird später noch in diesem Buch eingegangen.

3.4 Das Systemische in der Selbstständigkeit

Wie gehe ich damit um, dass Dritte von der geplanten Selbstständigkeit berührt sind?

Da dieses Buch auf die Selbstständigkeit von systemischen Therapeutinnen und Beraterinnen abzielt und es zudem in einem Verlag für systemische Literatur erscheint, will ich hier auf das Systemische in der Selbstständigkeit eingehen.

Das Systemische in der Selbstständigkeit ist eigentlich schnell erklärt: Im Fokus des Systemischen steht immer die Wechselwirkung zwischen den Betroffenen und ihrem Umfeld. Das heißt, wenn Sie etwas in Ihrem Leben (System) ändern, dann hat es immer eine Wechselwirkung mit anderen Leben (Systemen), dies kann beispielsweise die Familie, das weitere Arbeitsumfeld oder können auch Freunde sein.

Wenn Sie auch nur teilweise Aufgaben selbstständig erledigen, werden Sie feststellen, dass Sie sich verändern. Sie durchleben mit unter andere Gefühlslagen als in einer Angestelltentätigkeit, haben andere Ängste. Ängste, etwas falsch gemacht zu haben oder auch Existenzängste, die Sie vorher nicht kannten. Sie haben auf der anderen Seite aber auch Höhenflüge, weil etwas besonders gelungen ist, weil eine Klientin sich überschwänglich bedankt hat, gar glücklich ist. Sie haben vielleicht sogar die Administration besser im Griff, als Sie gedacht hätten, geben auch Ihre Steuermeldungen immer pünktlich ab, all das macht sehr zufrieden. Ihre Lebenszufriedenheit insgesamt steigt. Sie sehen schon, Sie werden vieles durchleben, im Positiven wie im Negativen, welches Sie vorher nicht kannten, und Sie sind gehalten, hier einen idealen Gleichgewichtszustand für sich zu erwerben.

Aber ... Sie agieren ja nicht isoliert aus Ihrem Inneren heraus, sondern auch aus Ihren Beziehungen und Interaktionen mit anderen Menschen, also mit Ihrem Systemumfeld. Im Mittelpunkt des Interesses steht nun nicht mehr nur der ideale Gleichgewichtszustand für Sie, sondern die Frage, wie das, was Sie tun, auch Ihr Umfeld tangiert. Sie sind immer, also auch im Rahmen einer Selbstständigkeit Teil, eines gesamten Systems.

Nun haben Sie die Initialzündung für einen Veränderungsprozess gesetzt, den alle weiteren Betroffenen aus Ihrem Umfeld auf unterschiedlichste Weise neben Ihnen oder mit Ihnen durchlaufen. Sie werden nicht den gleichen Anteil an Veränderung haben, wie Sie es haben werden, aber Veränderungen wird es sicher geben. Es wird nicht beim Alten bleiben.

Diese Dynamik einzuschätzen und sich ihrer fortwährend bewusst zu sein, das ist Ihre Aufgabe. Auf der einen Seite macht es Ihnen dieser systemische Blick auf die Veränderung einfacher zu verstehen, warum Ihr Umfeld verhalten oder unterstützend reagiert, auf der anderen Seite macht es Ihnen aus Ihrem eigens systemisch Gelernten heraus möglich, Lösungsprozesse zu erkennen. Welche Lösungen Sie hierbei anstreben, werden Sie selbst finden. Mit dem Umfeld in Kommunikation darüber zu gehen, was Ihre Selbstständigkeit für dieses Umfeld und was sie natürlich auch für Sie bedeutet, ist ein erster sehr guter Schritt.

Die Fragen, die Sie sich stellen können, sind:

- Was passiert mit meinem Partner, meiner Partnerin?
- Wie reagieren die Kinder?
- Was sagen die Eltern?
- Was die (Noch-)Kolleginnen und die Freunde?

Als ich zum Beispiel meiner Familie freudig erläuterte, dass ich mich jetzt selbstständig machen will, wurde meine Mutter (für einige Zeit) zu meiner ärgsten Gegnerin. Sie fand mich vollkommen verantwortungslos, weil ich zwei kleine Kinder zu versorgen hätte und einen gesicherten Job aufgäbe. Sie traktierte mich mit der kompletten Familiengeschichte, in der es schon immer mal jemanden gegeben hatte, der verantwortungslos gehandelt hätte, und ich sei auch so. Das war nicht leicht auszuhalten, aber ich habe sie gut verstehen können. Meine stabile Haltung, die ich mir vorher bereits intensiv erarbeitet hatte, machte es mir möglich, immer wieder aufzuzeigen, warum ich genau dies machen will und dass ich sehr wohl an die Versorgung meiner Kinder gedacht hätte. Vor vielen Jahren schon hat sie sich sehr einverstanden erklären können und mich in jeder Hinsicht unterstützt, aber der Anfang war hart und kam – vor allem – für mich vollkommen unerwartet. Die meisten Freunde dagegen haben mich unterstützt oder gar bewundert.

Also seien Sie sich der (äußeren) Systemik in der Selbstständigkeit bewusst, seien Sie sich dessen bewusst, dass Sie ein Teil des gesamten Systems sind, auch wenn Sie gerade sehr viel mit sich selbst und Ihrem Inneren zu tun haben.

4 Die Entscheidung zur Selbstständigkeit

»Voll und ganz« oder »Ja, aber …«?

Bislang hat dieses Buch die mitunter als »weiche Faktoren« bezeichneten Voraussetzungen für eine Selbstständigkeit angesprochen. Das jetzt Erarbeitete stellt das Rüstzeug für das zukünftige Unternehmen dar. Damit ist nun in meinen Augen der Punkt gekommen, an dem Sie entscheiden sollten, eine Selbstständigkeit zu beginnen und, wenn ja, wie. Oder in dem Falle, dass Sie schon gegründet haben, ob Sie alles weiter so gestalten oder doch ganz anders angehen werden. Und das hat nichts damit zu tun, ob Sie nun ein großes Unternehmen aufbauen oder ein paar Stunden in der Woche eine Selbstständigkeit ausüben wollen.

Also, wie entscheiden Sie jetzt?

Wenn Sie bis hierher das Empfinden hatten, es ist doch gar nicht so schwer, dann ist dies eine gute Voraussetzung, die angedachte Selbstständigkeit tatsächlich zu beginnen. Wenn Sie bis jetzt diesem Buch gefolgt sind und (immer) noch Lust darauf haben, Ihr Können zu zeigen und Spaß an der Tätigkeit haben, dann verschafft Ihnen dies eine Leichtigkeit, die auch hilft, den Erfolg zu generieren. Denn alles, was jetzt noch kommt, sind ergänzende, durchaus wichtige Faktoren, aber keine grundlegenden.

Auch hat sich erwiesen, dass viele Ideen nie realisiert werden, weil auf den perfekten Moment für die Umsetzung gewartet wird. Doch weder Sorgen noch die Herausforderungen werden kleiner, wenn die Gründung auf später verschoben wird.

Meine Botschaften hierzu also lauten:

Einfach anfangen, es wird schon gehen!

Und:

Wenn Sie wirklich etwas machen wollen, dann schaffen Sie das auch!

5 Und wie geht es jetzt weiter?

In diesem Kapitel wird das fachliche Können in der Selbstständigkeit angesprochen, welches in Ergänzung zu den persönlichen Faktoren im ersten Kapitel steht.

Es gibt rechtliche Pflichten in der Selbstständigkeit, die hier beschrieben werden, aber auch die persönlichen Gestaltungsmöglichkeiten, die Sie in der Selbstständigkeit haben und natürlich intensiv nutzen sollten.

5.1 Rechtliche Pflichten in der Selbstständigkeit

5.1.1 Mögliche rechtliche Formen und ein Name

Ob nun in Zukunft selbstständig oder nicht oder aber weiterhin selbstständig, das hat jede nun für sich geklärt. Bei der Entscheidung hin zur Selbstständigkeit ist die nächste und häufigste Fragestellung: »Was muss ich denn nun faktisch tun, um selbstständig zu werden?« Die Antwort hierauf ist im Prinzip sehr leicht: nicht viel! Um die Essenz dieses Kapitels vorwegzunehmen, ist für eine Gründung nahezu nichts notwendig, wenn Sie es nicht wollen. Wenn Sie nichts tun, haben Sie automatisch die Rechtsform eines Einzelunternehmens und mit Ihrem eigenen Namen auch schon den Namen des Unternehmens.

Aber fangen wir vorne an: Sobald Sie eine Selbstständigkeit andenken, ist auch klar, dass Sie damit Geld verdienen wollen. Ansonsten würde es sich Hobby nennen. Wer Geld verdienen will, wird über kurz oder lang Steuern zahlen. Aus diesem Grund muss ein rechtliches Gerüst existieren, damit Sie auf das eingenommene Geld Steuern – nämlich Einkommensteuer – zahlen können.

Was ist ein rechtliches Gerüst? Mit diesem Gerüst bilden wir für unsere Unternehmung einen Rahmen, der im unternehmerischen Miteinander für Klarheit sorgt und eben auch für die Steuerzahlung. Deshalb ist dieser Rahmen mit gesetzlich vorgegebenen Eigenschaften verbunden. Ohne ein solches Gerüst – ohne eine solche Rechtsform – ist keine (auch noch so kleine) Selbstständigkeit möglich.

Tabelle 1 führt die in Deutschland möglichen Rechtsformen auf.

Rechtsformen
Einzelunternehmen
Gesellschaft bürgerlichen Rechts – GbR
Partnergesellschaft – PartG
Offene Handelsgesellschaft – oHG
Kommanditgesellschaft – KG
Unternehmergesellschaft mit beschränkter Haftung – UG
Gesellschaft mit beschränkter Haftung – GmbH
Aktiengesellschaft – AG
Genossenschaft
Verein
Stiftung

Tab. 1: Rechtsformen

Egal, was jede dieser Rechtsformen für Bedingungen, Merkmale und gesetzliche Vorgaben hat, sie muss zur Gründerin und der Selbst-

<table>
<tr><th>Rechtsform</th><th>Beurteilungen</th></tr>
<tr><td>Einzelunternehmen</td><td>passt gut</td></tr>
<tr><td>Gesellschaft bürgerlichen Rechts</td><td>passt gut</td></tr>
<tr><td>Partnergesellschaft</td><td>ginge, wird aber selten genutzt</td></tr>
<tr><td>Offene Handelsgesellschaft</td><td>ist wirklich für den Handel gedacht, passt also nicht</td></tr>
<tr><td>Kommanditgesellschaft</td><td rowspan="4">wären möglich, aber zu aufwendig</td></tr>
<tr><td>Unternehmergesellschaft mit beschränkter Haftung</td></tr>
<tr><td>Gesellschaft mit beschränkter Haftung</td></tr>
<tr><td>Aktiengesellschaft</td></tr>
<tr><td>Genossenschaft</td><td>passt nicht</td></tr>
<tr><td>Verein</td><td>passt gut</td></tr>
<tr><td>Stiftung</td><td>wäre möglich, aber zu aufwendig</td></tr>
</table>

Tab. 2: Rechtsformen und ihre Beurteilung

ständigkeit passen wie ein gut geschnittenes Kleid. Und es muss unter Umständen lange passen, also ist es klug, hier auf die Entscheidung ein wenig Sorgfalt zu legen. Es ist durchaus möglich, alle diese Rechtsformen für die Gründung im therapeutischen Bereich zu nutzen, aus der Erfahrung zeigt sich aber, dass einige nicht passen, weil sie entweder einen direkten anderweitigen Zweck verfolgen oder aber schlicht zu aufwendig sind (siehe Tab. 2, S. 33).

Explizit bleiben also als passende Rechtsformen das Einzelunternehmen, die Gesellschaft bürgerlichen Rechts und der Verein, die ich oben in der Tabelle nochmals markiert habe.

Nun ist die Liste der infrage kommenden Rechtsformen auf ein überschaubares Maß zusammengeschrumpft. Im Weiteren schauen wir uns nur noch diese Rechtsformen im Detail an. Zur Verdeutlichung werden aber hin und wieder auch Erläuterungen zu den anderen – nicht so passenden – Rechtsformen gegeben.

Jetzt kommen die wesentlichen Fragen zur Entscheidungsfindung an die Reihe:

Wird allein gegründet oder zu zweit oder zu mehreren?

Tabelle 3 zeigt die bestehenden Möglichkeiten.

Rechtsform	Wie viele Personen?
Einzelunternehmen	allein
Gesellschaft bürgerlichen Rechts	zu zweit oder zu mehreren
Verein	zu mehreren

Tab. 3: Rechtsformen und Personenanzahl

Was bedeutet es, allein oder zu zweit oder zu mehreren zu gründen?

Allein (Sologründung)

Sich alleine selbstständig zu machen, heißt auch »Sologründung«[13], und genau das bedeutet es. Die Sologründung hat die größte unter-

13 Sologründungen machten 2019 79 % der Existenzgründungen aus. Siehe dazu: G. Metzger (2020): KfW-Gründungsmonitor 2020. Gründungstätigkeit in Deutschland 2019: erster Anstieg seit 5 Jahren – 2020 im Schatten der Corona-Pandemie. Frankfurt a. M. (KfW-Bankengruppe). Verfügbar unter: https://www.kfw.de/PDF/Download-Center/Konzernthemen/Research/PDF-Dokumente-Gr%C3%BCndungsmonitor/KfW-Gruendungsmonitor-2020.pdf [20.11.2022].

nehmerische Freiheit. Die Gründerin kann alles alleine entscheiden und kann alleine ihre eigene fachliche und persönliche Richtung einschlagen. Es bedarf keinerlei Absprachen mit einem Partner oder einer Partnerin. Dadurch entsteht meist auch eine hohe Flexibilität, Anpassungen können schneller vorgenommen werden. Es gibt keine unternehmerischen Konflikte, da auch keine Personen da sind, mit denen man Konflikte haben könnte. Eine Gründung alleine zu durchleben kann durchaus stressig sein, aber auch sehr lehrreich, denn wenn Sie alles einmal selbst (durch)gemacht haben, dann ist auch das Wissen da, worauf geachtet werden muss, und darüber, was wie aufwendig, kompliziert oder ob es gar undurchführbar ist. Alleine sind Sie als Solo-Gründerin aber auch, wenn Sie weitreichende Entscheidungen treffen müssen und sich unsicher sind. Wenn Sie krank werden, dann gibt es niemanden, der eventuell an Ihrer Seite steht und Sie sogar ersetzen kann. Also, essenziell wichtig ist hier Austausch, Austausch und nochmals Austausch mit anderen Selbstständigen, bevorzugt Solo-Selbstständigen. An Gruppen teilzunehmen, die sich wegen der Selbstständigkeit zusammengeschlossen haben und Fragen dazu offen diskutieren, ist äußerst hilfreich. Hierzu ein Beispiel: Ich persönlich habe als Solo-Selbstständige lange nach einem Beraterverbund gesucht. Nachdem ich endlich den für mich richtigen gefunden hatte, die Chemie stimmte einfach, hatten wir entschieden, dass jeder und jede ein Review für die eigene Unternehmung durchmacht. Ich fand dieses Review ziemlich überflüssig, weil ich mir sicher war, dass ich mit meinen Abläufen eigentlich ganz zufrieden war. Das Review hat mir aber doch gezeigt, was ich optimieren konnte und – vor allen Dingen – was ich schon richtig gut organisiert und strukturiert hatte, worüber ich mir gar nicht im Klaren war. Nach dem Review war ich um einige Tipps reicher und stolzer auf mich selbst. So etwas erleben Sie nur im Austausch.

Zu zweit oder zu mehreren (Teamgründung)

Sich zu zweit oder mit mehreren selbstständig zu machen heißt Teamgründung. In einem Team teilen mehrere Personen die gleiche Vision und das gemeinsame Ziel, was mehr Schwung bringt. Ein Team bietet aber eben auch Sicherheit, denn es teilt das Risiko und die Verantwortung für die Unternehmung. Ein Team ist in der Lage, Belastungen und Pflichten aufzuteilen, und im Idealfall ergänzen sich Teamgründerinnen und -gründer in ihren Fähigkeiten und Kompetenzen und können so eine größere Bandbreite abdecken. Ganz wesentlich ist die Außenwirkung der Teamgründung, sie sieht größer aus als eine Sologründung. Für manche ist dies ein wichtiger Aspekt, aber manchmal kann er auch entscheidend für das Umfeld sein, in dem die Gründerinnen und Gründer zukünftig arbeiten werden.

Auch hat ein Team mehr Kontakte, mehr Netzwerke und dadurch auch mehr Informationsdichte. Sollte etwas finanziert werden müssen, ist die Aufteilung der Finanzierung durch mehrere Personen leichter. In schwierigen Zeiten motiviert und unterstützt ein Team sich gegenseitig. Aber ... auch wenn Sie in einem Team meist mit Personen zusammenarbeiten, die Sie sehr mögen, mit denen Sie vielleicht sogar gut befreundet sind, gilt dennoch in jedem Fall: »Drum prüfe, wer sich (ewig) bindet ...« Leider lernt man sich erst im Laufe einer Unternehmung kennen, am Anfang haben alle immer die rosarote Gründungsbrille auf, den Neubeginn vor Augen, das Neue, das lockt. Erst wenn es mal schwieriger wird, entscheidet sich, ob das Team wirklich zueinanderpasst oder nicht. Die Wahrscheinlichkeit, von Anfang an ein Team zu finden, welches zu 100 % passt, ist illusorisch, also ist es besser, wenn Sie sich auch auf interne Meinungsverschiedenheiten vorbereiten. Sie werden kommen. Und dann geht es nicht mehr um die eigentliche Sache, sondern um verletzte Eitelkeiten, um Nichtbeachtung anderer Personen oder Dinge etc. Gerade in einer Gründungsphase kommt es schnell zu Streitigkeiten, denn alle Akteure sind etwas angespannt und unsicher. Testen Sie sich – gemeinsam –, und meist wird es gut! Auch bei Teamgründungen ist es unerlässlich, mit anderen Selbstständigen zu diskutieren. Auch hier kann sich ein Team schnell verrennen, wenn es nicht erkennt, was die Gesellschaft in Zukunft brauchen wird.

Sologründung oder Teamgründung?

Was also tun Sie? Wie entscheiden Sie?

Das kommt wirklich sehr auf die eigene Persönlichkeit an. Wer sich immer selbst sehr sicher ist, der arbeitet vielleicht besser alleine. Wer lieber in einem permanenten Austausch lebt, für den ist sicher die Teamgründung geeigneter. Abzuwägen ist auch, dass die Solo-Gründerin viele Arbeiten an andere (an Betriebsfremde) delegieren muss (Erstellung einer Website, Buchhaltung, ...), was bei einer Teamgründung vielleicht ein Teammitglied erledigen könnte. Die Solo-Gründerin hat aber auch nicht die Diskussionen, mit denen sie sich auseinandersetzen muss, wenn unterschiedliche Standpunkte aufeinandertreffen.

Eine Gründung kann auch alleine beginnen und dann zu einer Teamgründung führen, wenn sich geeignete Partner auf dem Weg in die Selbstständigkeit auftun.

Im Augenblick (2023) scheint es geradezu einen Hype für Teamgründungen zu geben. Sich diesem Hype anzuschließen, nur weil es gerade ein Hype ist, wäre verfehlt. Es gibt genug Beispiele von Gründungen, die von Einzelpersonen gestartet wurden und sehr erfolgreich sind. Also hier schauen, was genau zu Ihnen passt.

Natürliche oder juristische Person?

Auch wenn Sie jetzt denken: Es wird zu theoretisch, ich steige aus – auch dieser Punkt ist eine Überlegung wert. Zur Erläuterung: Natürliche Personen sind alle Menschen, sie sind damit auch Träger von Rechten und Pflichten. Juristische Personen werden gegründet, gebildet oder errichtet – je nach Vokabular – und haben damit eine eigene rechtliche Selbstständigkeit. Und sind dadurch ebenfalls Träger von Rechten und Pflichten geworden. Dies sind z. B. Gesellschaften wie GmbHs und AGs und auch Vereine (siehe Tab. 4).

Rechtsform	Natürliche oder juristische Person?
Einzelunternehmen	natürliche Person
Gesellschaft bürgerlichen Rechts	natürliche Person
Verein	juristische Person

Tab. 4: Natürliche oder juristische Person?

Wenn also Sie als Gründerin ein Einzelunternehmen als Rechtsform wählen, dann sind Sie eine natürliche Person und damit die entscheidende Person. Sie sind Trägerin von Rechten und Pflichten für das Unternehmen. Das heißt auch, dass es die Rechtsform nicht mehr geben wird, wenn Sie nicht mehr wollen oder nicht mehr können. Dies gilt auch ähnlich bei einer Gesellschaft bürgerlichen Rechts. Alle Gesellschafterinnen sind Träger von Rechten und Pflichten für die Unternehmung. Allerdings kann eine Gesellschafterin (oder mehrere) die Gesellschaft verlassen, und sie könnte dennoch weiter bestehen.

Wenn Gründerinnen einen Verein als Rechtsform wählen, also eine juristische Person, dann ist der Verein unabhängig von einzelnen Personen, er ist eine eigene (juristische) Person geworden. Er muss dann laut Gesetz ein Organ – meist einen Vorstand – haben, das die Funktion übernimmt, im Namen des Vereins zu handeln. Wichtig ist, die juristische Person – der Verein – bleibt immer erhalten, egal, wer gerade Mitglied oder Vorstand ist. Diese Rechtsform muss aktiv aufgelöst werden.

Welchen Namen gebe ich meiner Unternehmung?

Analog gilt ein Recht im Handelsgesetzbuch für alle Unternehmungen, auch wenn die Unternehmung an sich nicht nach dem Handelsgesetzbuch betrieben werden muss. Aber in Bezug auf den Namen ist hier alles geregelt. Hier heißt es: »Die Firma eines Kaufmanns ist der Name, unter dem er seine Geschäfte betreibt und die Unterschrift abgibt.«[14] Dies wird auch unter dem Begriff »Firmenklarheit« zusammengefasst. Das bedeutet, der Unternehmung muss ein Name gegeben werden, der aussagt, wer die Geschäfte betreibt und damit auch die rechtskräftige Unterschrift leisten wird. Weiter gilt: »Die Firma muss zur Kennzeichnung des Kaufmanns geeignet sein und Unterscheidungskraft besitzen.«[15] Genauer gesagt, bedeutet das, dass die Unternehmung nach außen so deutlich auftreten muss, dass andere verstehen, was gemacht wird, und das Unternehmen nicht mit anderen Unternehmen verwechselt werden kann. Dabei wird nach Rechtsformzusatz und dem eigentlichen Namen unterschieden. Tabelle 5 zeigt, was das bezogen auf die obigen Beispiele von Rechtsformen bedeutet.

	Rechtsformzusatz	**Name**
Einzelunternehmen	kein Rechtsformzusatz	eigener ausgeschriebener Vor- und Zuname
Gesellschaft bürgerlichen Rechts	GbR	Rechtsformzusatz + alle ausgeschriebenen Vor- und Zunamen
Verein	e. V.	Eintragung des Vereinsnamens im Vereinsregister

Tab. 5: Rechtsformzusatz und Name

14 § 17 Handelsgesetzbuch (HGB).
15 § 18 Handelsgesetzbuch (HGB).

Das bedeutet, dass das Einzelunternehmen durch den ausgeschriebenen Vor- und Zunamen kenntlich gemacht wird. Hierbei wird deutlich – Firmenklarheit –, es ist Ihr Unternehmen, weil Ihr Name vorkommt und sonst nichts. Sie alleine dürfen Verträge unterschreiben und sind alleine in der Haftung. Bei einer Gesellschaft bürgerlichen Rechts müssen Sie den Zusatz »GbR« hinter alle ausgeschriebenen Vor- und Zunamen aller Gesellschafter setzen. Damit ist kenntlich gemacht, wer die Gesellschafter sind und dass sie gemeinschaftlich ein Unternehmen führen.

Sollten Sie nicht nur Ihren Namen sehen wollen, sondern Ihrem Unternehmen auch noch einen Fantasienamen geben wollen, dann gerne, aber immer in Kombination mit der oben beschriebenen Regel.

Wenn Ihnen der eigene Name nicht so gut gefällt, er eher langweilig, nichtssagend oder schwer auszusprechen ist, dann gibt es entweder die Möglichkeit, eine adäquate Rechtsform zu wählen, in der der Name nicht so im Vordergrund steht (siehe Tabelle »Rechtsformen«) oder aber die Eintragung eines Künstlernamens in den Ausweispapieren. Dafür müssen Sie einen entsprechenden Antrag bei der zuständigen Meldebehörde stellen. Damit die Eintragung auch zulässig ist, muss glaubhaft nachgewiesen werden, dass unter diesem Namen bereits eine gewisse Bekanntheit erlangt wurde und einer künstlerischen oder freischaffenden Tätigkeit nachgegangen wird oder werden wird. Hierzu kann man Zeitungsartikel, Veröffentlichungen oder Inhalte von seiner Internetseite vorlegen. Die Behörde entscheidet dann, ob ein Name unter der Rubrik »Künstlername« im Personalausweis und dem Reisepass eingetragen wird. Haben Sie einen Eintrag unter der Rubrik »Künstlername« eintragen lassen können, so können Sie mit diesem Namen alle unternehmerischen Verträge unterschreiben. Hierzu ein Beispiel: Eine Freundin von mir heißt offiziell Gabriele, aber schon immer wurde sie Bele genannt. Während die Idee bei ihr aufblühte, ein Buch zu veröffentlichen, wollte sie diesen Vornamen rechtssicher machen. Sie hat den Vornamen Bele zusammen mit ihrem bürgerlichen Nachnamen als Künstlernamen in die Ausweispapiere eintragen lassen. Nun kann sie damit alle Verträge unterschreiben.

Braucht die Unternehmung eine Haftungsbegrenzung?

Die nächste Entscheidung, die Sie treffen müssen, bezieht sich auf die – viel diskutierte – Haftung. Haftung bedeutet, Verantwortung für den Schaden, der einem anderen zugefügt wurde, zu übernehmen.

Die Haftung kann unbeschränkt, beschränkt oder solidarisch sein. Tabelle 6 zeigt, welche Rechtsform welche Haftungsform besitzt.

Rechtsform	**Haftung**
Einzelunternehmen	unbeschränkt
Gesellschaft bürgerlichen Rechts	solidarisch
Verein	beschränkt

Tab. 6: Haftungsformen

Die unbeschränkte Haftung bedeutet, dass Sie als Unternehmerin persönlich mit ihrem Privatvermögen für einen Schaden haftbar gemacht werden können. Auch die Ehepartner, mit denen – steuerlich gesehen – in Gütergemeinschaft gelebt wird, sind mit in dieser Verantwortung. Deshalb bei all diesen Überlegungen den in Gütergemeinschaft mit Ihnen lebenden Ehepartner rechtzeitig mit einbinden.

Die solidarische Haftung bedeutet, dass, wenn einer aus der Unternehmung einen Schaden verursacht, alle anderen mit in der Haftung sind, eben auch die ihnen angetrauten Ehepartner.

Die beschränkte Haftung bedeutet, dass in erster Linie die Rechtsform und ihr Kapital verantwortlich für die finanzielle Begleichung des Schadens sind. Sollte sich jedoch herausstellen, dass eine Person direkt für den Schaden verantwortlich ist, ist diese Person auch in der persönlichen Haftung. Dies nennt man Durchgriffshaftung.

Fragen zur Haftung sind vielfältig und nicht eindeutig zu klären, hier nur eine grobe Übersicht: Therapeuten haften dann, wenn sie einen Behandlungsfehler verschuldet haben. Was heißt »verschulden«? Zwei Formen von Verschulden sind möglich: Vorsatz oder Fahrlässigkeit. »Vorsatz« ist sich selbst erklärend, davon wird hier nicht ausgegangen. »Fahrlässigkeit« liegt vor, wenn die erforderliche Sorgfalt seitens des Therapeuten außer Acht gelassen wurde. Ist also der Therapeut aufgrund seiner Ausbildung und Kenntnisse nicht in der Lage, eine ordnungsgemäße und erfolgversprechende Behandlung durchzuführen, dann liegt Fahrlässigkeit vor. Besondere Sorgfaltspflichten treffen den Therapeuten bei suizidgefährdeten Patienten, hier liegt auch die meiste Sorge von Gründungswilligen. Sollte ein solcher Fall passieren, dann wird immer auch geklärt werden, ob dieser

Haftungsfall unmittelbar mit einer falschen Behandlung zu tun hatte oder nicht. Grundsatz hier ist also: Klären Sie immer gut ab, und dokumentieren Sie es, ob der Patient suizidgefährdet sein könnte, und was Sie getan haben, damit sich der Patient in anderweitige, professionelle Hände begibt. Haftung ist ein schwieriges Thema und kann nie gänzlich ausgeschlossen werden, generell gilt, dass jede Unternehmung ein Risiko bedeutet, aber mit einer gewissen Sorgfalt im Umgang mit der Aufgabe können Sie es einschränken.

Braucht die Unternehmung Kapital zur Gründung?

Ganz ohne Geld wird es in einer Gründungsphase nicht gehen. Bei manchen Rechtsformen ist ein gesetzlich vorgeschriebenes Gründungskapital einzulegen, dies wird Stammkapital genannt. Bei anderen Rechtsformen ist dies nicht vorgeschrieben, dann reicht es, von »Kapital für die Erstausstattung« zu sprechen.

Stammkapital

Wenn bei bestimmten Rechtsformen vorgeschrieben ist, Kapital einzulegen, wird dies meist »Stammkapital« genannt. Es ist die Grundlage bei Gründungen von Kapitalgesellschaften, wie der Name schon sagt. Kapitalgesellschaften hatte ich auch aus den vorgenannten Gründen nicht als Rechtsform präferiert, der Vollständigkeit halber sei das Thema »Stammkapital« aber hier erwähnt.

Kapitalgesellschaften sind Gesellschaften mit beschränkter Haftung (GmbHs), Aktiengesellschaften (AGs) und Unternehmergesellschaften (UGs). Bei einer GmbH müssen zum Beispiel vom Gründer, von der Gründerin bzw. von den Gründern 25 000 Euro als Stammkapital eingelegt werden, bei einer AG sind es 50 000 Euro, bei einer UG ist es laut Gesetz nur 1 Euro. Von diesem ersten Kapital ist die Eintragung in das Handelsregister zu zahlen, damit reichen 1 Euro Einlage leider nicht, meist sind es 400 bis 600 Euro, je nach Notar. Dieses Stammkapital kann dann sofort für die entstehenden Kosten eingesetzt werden, wie z. B. für Erstausstattungen und Anmeldungen.

Kapital für die Erstausstattung

Sehr wahrscheinlich ist, dass Sie für die Erstausstattung Kapital benötigen, egal, welche Rechtsform Sie wählen. Das hört sich gleich nach sehr viel Geld an, aber wie viel das sein wird, ist sehr unterschiedlich und kommt auf die Umstände der jeweiligen Gründerin an. Einige mögen es gerne aufwendig und repräsentativ, andere lieben es einfach und nicht so aufwendig.

Unter Kosten für die Erstausstattung versteht man meist Ausgaben für Erstellung eines Logos, Erstellung einer Internetseite, von Flyern, Visitenkarten etc. Auch Telefonanlage, Mobiliar und Materialien wie Spiele oder Bücher zählen hierzu. Das Geld sollte reichen, bis die ersten Patienten für regelmäßiges Geld auf dem Konto oder in der Kasse sorgen. Auch sollte der Lebensunterhalt abgesichert sein, hier sind also ausreichend Reserven einzuplanen, damit in der Startphase kein Geld fehlt.

Auch Kosten für Anmeldungen sind vorzusehen. Sollte ein Verein als Rechtsform in die engere Auswahl gekommen sein, so sind in einigen Bundesländern Gebühren für den Notar und damit die Eintragung in das Vereinsregister notwendig.[16] Ein Verein benötigt aber kein Stammkapital, die Vereinsmitglieder sind laut Satzung (und Gesetz) angehalten, Mitgliedsbeiträge zu leisten, durch die dann wiederum die Erstausstattung bezahlt werden kann.

Muss die Rechtsform in ein Register eingetragen werden?

Bei den passenden Rechtsformen für eine Gründung im therapeutischen Bereich werden die Rechtsformen wie in Tabelle 7 eingetragen.

Rechtsform	**Registereintrag**
Einzelunternehmen	kein Eintrag notwendig
Gesellschaft bürgerlichen Rechts	kein Eintrag notwendig
Verein	Eintrag ins Vereinsregister

Tab. 7: Registereintrag je Rechtsform

Von den angebotenen Rechtsformen ist der Verein die einzige Rechtsform, die in das Vereinsregister eingetragen werden muss. Mit dem Eintrag in ein Register wird gewährleistet, dass Außenstehenden zumindest ein gewisser Einblick in das innere Gebaren der jeweiligen Rechtsform gewährleistet wird.

16 In Bayern oder Baden-Württemberg ca. 200 Euro.

Welche Steuern können anfallen?

Um sich für die richtige Rechtsform entscheiden zu können, geht es auch um die Frage, welche Steuern in welcher Rechtsform anfallen (siehe Tab. 8).

Rechtsform	Steuerart
Einzelunternehmen	Einkommensteuer
Gesellschaft bürgerlichen Rechts	Einkommensteuer
Verein	Körperschaftssteuer

Tab. 8: Steuerart je Rechtsform

Einkommensteuer

Die Einkommensteuer bei der Rechtsform »Einzelunternehmen« wird aus dem Gewinn berechnet, der mit dem Unternehmen – nach Abzug aller Betriebsausgaben – erwirtschaftet wurde. Es gibt einen Grundfreibetrag, der immer steuerfrei bleibt und jedes Jahr angepasst wird. Der diesen Betrag übersteigende Gewinn wird der Einkommensteuer (nach Abzug von Sonderausgaben und Vorsorgeaufwendungen) unterworfen. In jedem Fall ist die Person, die das Einzelunternehmen gegründet hat, zur Einkommensteuer zu veranlagen. Viele haben schon mit der Einkommensteuer zu tun gehabt, wie z. B. bei Einkünften aus Angestelltentätigkeit, bei Kapitaleinkünften oder bei Einkünften aus Vermietung und Verpachtung.

Die Gesellschaft bürgerlichen Rechts leistet selbst keine Einkommensteuer, sondern die jeweiligen Gesellschafterinnen. Nachdem in der GbR der Gewinn berechnet wurde, wird er an die jeweiligen Gesellschafterinnen – wie bei Gründung vereinbart – ausgezahlt. Diese Gewinne werden dann der Einkommensteuer unterworfen.

Körperschaftsteuer

Die Körperschaftsteuer fällt nur bei juristischen Personen an (GmbHs, AGs, UGs, Vereinen). Hier wird der Gewinn pauschal mit 15 % versteuert. Sollten Sie einen Verein gründen wollen, der gemeinwohlorientierte Aufgaben übernehmen soll, dann können Sie die Gemeinnützigkeit beantragen und sind weitgehend von der Körperschaftssteuer befreit.

Auf das Thema, wie Steuern berechnet und geleistet werden und welche Steuern sonst noch anfallen können, wird im Abschnitt »Steuern und ihre Begleichung« (ab S. 51) weiter eingegangen.

Buchführung – ein Kriterium?

Wer selbstständig ist, muss durch eine Buchhaltung seinen Gewinn ermitteln, um dann hierauf seine Steuern zahlen zu können. So steht es im Gesetz. Damit dieser Gewinn ermittelt werden kann, werden alle Einnahmen der Unternehmung summiert und alle Betriebsausgaben davon abgezogen. Die hier einfach beschriebene Art der Aufstellung des Gewinns nennt sich »einfache Buchführung«, die in einer Einnahmen-Überschuss-Rechnung (EÜR) ausgewertet wird. Alle empfohlenen Rechtsformen wie Einzelunternehmen, Gesellschaft bürgerlichen Rechts und Vereine unterliegen dieser Form der Buchführung. Sie ist extra eingerichtet worden für Unternehmungen etwas kleinerer Art mit einem überschaubaren Geschäftsbetrieb. Diese »einfache Buchführung« kann in eine »doppelte Buchführung« übergehen, wenn bestimmte Grenzen überschritten werden (das muss aber nicht der Fall sein). Dann greifen die Vorschriften der »doppelten Buchführung«, die wesentlich komplexer gestaltet sind. Bei der »doppelten Buchführung« sind Sie verpflichtet, eine Bilanz zu erstellen. Das ist schon ziemlich anspruchsvoll. Alle Rechtsformen, wie z. B. GmbHs und AGs und auch die UGs, sind gleich ab dem Zeitpunkt der Gründung zur »doppelten Buchführung« verpflichtet. Bei den empfohlenen Rechtsformen ist das Kriterium »Buchführung« bereits in die Überlegungen mit eingeflossen.

Die Rechtsformen in der Übersicht

Die wesentlichen Faktoren zur Entscheidungsfindung für eine geeignete Rechtsform sind dargelegt, nun folgen noch einzelne Details einer jeden empfohlenen Rechtsform.

Einzelunternehmen

Das Einzelunternehmen ist sicher die einfachste Rechtsform, die existiert. Der Gründungsaufwand ist gering, Sie müssen nichts unternehmen werden, um zu gründen. Auch der folgende bürokratische Aufwand ist überschaubar und vergleichsweise einfach gehalten. Ebenso sind die Entscheidungswege einfach: Sie als Unternehmerin entscheiden, Sie müssen sich nicht mit anderen Gesellschaftern abstimmen. Damit finden die Entscheidungen schneller statt, eine hohe Flexibilität ist gewährleistet. Auch bei Banken hat das Einzelunternehmen eine gute Reputation, da eine Einschätzung der Banken sich nur auf das unternehmerische Risiko einer einzelnen Person beschränkt. Es liegt also alles in einer Hand.

Gesellschaft bürgerlichen Rechts

Die Gesellschaft bürgerlichen Rechts ist ebenso schnell gegründet wie ein Einzelunternehmen. Mindestens zwei Personen entscheiden sich gemeinsam, ein Unternehmen zu gründen, sind sich einig und können somit starten. Sie sind dann Gesellschafterinnen einer GbR. Empfohlen wird ein schriftlicher Vertrag, in dem alles festgehalten wird, was beiden wichtig ist, wie Beschreibung der Tätigkeiten, Arbeitszeiten, Urlaube, Aufteilung der anfallenden Administration, Aufteilung der Gewinne, Kündigungsmodalitäten. Sollte eine Person die GbR kündigen, ist es gut, die Modalitäten, nämlich ob die komplette Auflösung der GbR bei einer Kündigung ansteht oder nicht und wie die verbleibende Gesellschafterin oder die verbleibenden Gesellschafterinnen dann damit umgehen sollen, festzulegen. Auch sollte im Vertrag enthalten sein, wie und welchem Maße alleinige Entscheidungen der jeweiligen Gesellschafterinnen möglich sind oder eben nicht. Ohne Regelung gilt, dass alle Maßnahmen gemeinsam entschieden werden müssen.

Schreiben Sie diesen Vertrag zu Beginn, wenn Sie sich auf alle Fälle gut verstehen, und er sollte so gut aufgesetzt sein, dass er Bestand hat, wenn man sich mal nicht mehr so gut versteht.

Damit ist auch schon umrissen, dass sich in einer GbR mehrere Personen auseinandersetzen und gemeinsam Entscheidungen fällen müssen. Damit können die Entscheidungen gehaltvoller werden, weil sie von mehreren Menschen mit dem gleichen professionellen Ziel getroffen werden.

Verein

Einen Verein zu gründen ist nicht so aufwendig, wie es oft den Anschein hat. Vorangehen sollte die Überlegung, sich mit mehreren Personen zu einer Idee zusammenzufinden, z. B. die Gesundheit oder die Fortbildung der Menschen. Mindestens sieben Personen müssen sich für eine solche Idee erwärmen können. Diese Personen geben sich eine Satzung und werden Mitglieder in dem Verein. Für die Erstellung einer Satzung werden meist aktive Satzungen anderer und ähnlich gelagerter Vereine herangezogen und passend umgearbeitet.

Alle Mitglieder bilden die Mitgliederversammlung, die spätestens alle zwei Jahre einberufen werden muss. Diese Mitgliederversammlung hat die Entscheidungsbefugnis, der gewählte Vorstand ist verpflichtet, diese Entscheidungen auszuführen und die alltäglichen Geschäfte zu erledigen. Damit ist der Aufwand für eine Vereinsgründung grob umrissen.

Die hier beschriebenen Rechtsformen unterstreichen die von der Autorin gewählte Strategie, die ein langsames und schrittweises Gründen und auch Wachsen in den Mittelpunkt stellt. Analog zu allem, was in diese Welt kommt, kommen die meisten Unternehmen klein »auf die Welt« und wachsen dann.

Sollte sich also zeigen, dass die Unternehmung wächst, können die hier empfohlenen und gewählten Rechtsformen mitwachsen. Wenn andere Entscheidungen zum Tragen kommen, kann die Rechtsform jederzeit gewechselt werden.

5.1.2 Steuerlicher Status – Gewerbe oder Freiberuflichkeit?

Die Rechtsform ist nun geklärt, der rechtliche Rahmen steht. Weiter geht es mit der Klärung des steuerlichen Status und der Meldepflicht beim Finanzamt, welches für das Einziehen der Steuern zuständig ist.

Dazu etwas Grundlegendes: Es herrscht in Deutschland Berufs- und Gewerbefreiheit, das bedeutet, Sie benötigen keine behördliche Zustimmung.[17] Daraus leitet sich auch im weitesten Sinne ab, dass es bei geringfügigen selbstständigen Einnahmen kein Problem darstellt, wenn Sie diese Tätigkeit vorab nicht beim Finanzamt angemeldet haben. Es gilt jedoch, dass immer alle Einnahmen zu versteuern sind, es besteht Steuerpflicht.[18] Eine Meldung der zukünftigen Tätigkeit beim Finanzamt ist jedoch empfehlenswert, erst dann ist es eine »richtige« Selbstständigkeit. Bevor Sie das Finanzamt über Ihre Selbstständigkeit informieren, sind einige Dinge vorab zu klären. Zum Beispiel, welchen steuerlichen Status Sie wählen wollen. Das hört sich etwas kryptisch an, bedeutet aber hier nur, dass zwischen zwei Konstellationen unterschieden wird, den Freien Berufen und den Gewerbetreibenden:

17 Grundgesetz: Artikel 12 (1): »Alle Deutschen haben das Recht, Beruf, Arbeitsplatz und Ausbildungsstätte frei zu wählen.«
18 § 1 Einkommensteuergesetz (EStG).

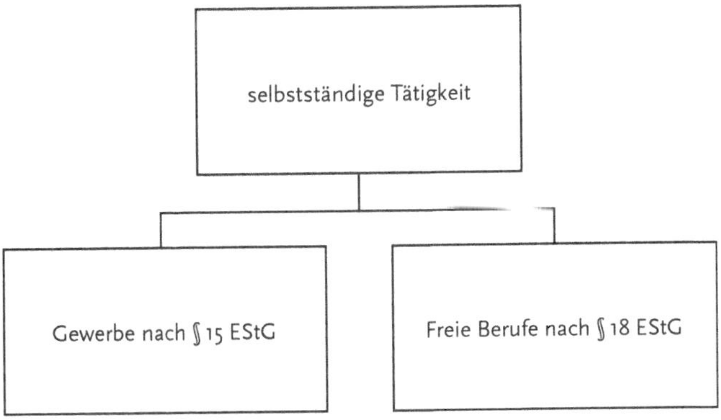

Abb. 1: Zwei steuerliche Arten selbstständiger Tätigkeit

Jede übt eine selbstständige Tätigkeit aus, wenn auf eigene Rechnung und in eigener Verantwortung gearbeitet wird. Das bedeutet auch, dass Sie sofort, wenn Sie eine einzige Rechnung ausgestellt haben und sei sie auch noch so gering, als selbstständig gelten. Ein bisschen selbstständig gibt es nicht.

Die meisten Selbstständigen fallen in die Gruppe der Gewerbetreibende und sind beim Ordnungsamt (Gewerbeamt) anzumelden. Diese Gruppe der Gewerbetreibenden umfasst produzierendes und verarbeitendes Gewerbe, diverse dienstleistende Unternehmen und den Handel.

Von dieser Regel gelten die Freien Berufe als Ausnahme. Einen Freien Beruf auszuüben hat für bestimmte Selbstständigkeiten einige Vorteile. Warum gelten die Freien Berufe als Ausnahme? Es wird davon ausgegangen, dass die Freien Berufe im Allgemeinen auf einer höheren beruflichen Qualifikation beruhen und – was viel wichtiger ist – nur ihr Wissen und ihre schöpferische Leistung am Markt anbieten. Das macht auch deutlich, dass die Freien Berufe eben keinen Handel betreiben und keine Produkte herstellen dürfen, sondern nur eine geistige Dienstleistung anbieten.

Diese Ausnahmeregelung beinhaltet mehrere Vorzüge:

- keine Anmeldung beim Ordnungsamt, keinen Beantragung eines Gewerbescheins
- keine Zahlung von Gewerbesteuer, auch wenn pro Jahr mehr als 24 500 Euro Gewinn gemacht wurde

- keine aufwendige kaufmännische Buchführung und Jahresabschlüsse mit Bilanz und Inventur, eine (vergleichsweise) einfache Einnahmen-Überschuss-Rechnung genügt, egal, wie hoch Umsätze und Gewinne sind
- keine Pflichtmitgliedschaft (gerne auch Zwangsmitgliedschaft genannt) in der Industrie- und Handelskammer (IHK) oder Handwerkskammer (HWK), dadurch auch keine Beitragszahlungen.

Sie sehen also, der Status der Freien Berufe oder der Freiberuflerstatus hat deutliche Vorteile. Was zählt nun dazu? Im Einkommensteuergesetz sind die Tätigkeiten aufgeführt, die zu den Freien Berufen zählen, die sogenannten Katalogberufe. Ergänzt werden die Tätigkeiten im Partnerschaftsgesellschaftsgesetz[19]:

- *die Heilberufe:* Ärzte, Zahnärzte, Tierärzte, Heilpraktiker, Dentisten, Krankengymnasten, Hebammen, Heilmasseure, Diplom-Psychologen
- *die rechts-, steuer- und wirtschaftsberatenden Berufe:* Rechtsanwälte, Notare, Patentanwälte, Wirtschaftsprüfer, Steuerberater, vereidigten Buchprüfer, Steuerbevollmächtigten, beratende Volks- und Betriebswirte
- *die naturwissenschaftlichen/technischen Berufe:* Vermessungsingenieure, Ingenieure, Architekten, Handelschemiker, Lotsen, hauptberufliche Sachverständige
- *die informationsvermittelnden Berufe/Kulturberufe:* wissenschaftliche, künstlerische, schriftstellerische Tätigkeit, unterrichtende oder erzieherische Tätigkeit, Journalisten, Bildberichterstatter, Dolmetscher, Übersetzer
- und ähnliche Berufe.

Einfach ist es, wenn Sie sich in den Katalogberufen wiederfinden. Sie sehen z. B., dass Heilpraktiker aufgezählt sind, Therapeuten aber nicht. Dieser letzte kleine Zusatz »und ähnliche Berufe« eröffnet allerdings den Finanzämtern die Möglichkeit, auf die sich entwickelnde Vielfalt von Selbstständigen in den Freien Berufen offener zu reagie-

19 § 1 (2) Partnerschaftsgesellschaftsgesetz (PartGG).

ren. Denn tatsächlich ist es so, dass niemand anderes darüber entscheidet, ob Sie zu den Freien Berufen zählen, als die Finanzämter. Und ich meine, wirklich niemand. Es gibt immer mal wieder Steuerberater (und hier wähle ich bewusst die männliche Form), die sich klar und deutlich dafür aussprechen, dass Sie zu den Freien Berufen zählen, auch wenn dies gar nicht stimmen sollte. Auf der anderen Seite gibt es aber genauso viele Aussagen dazu, dass man gar nicht richtig selbstständig ist, wenn man kein Gewerbe angemeldet hat. Lassen Sie sich hier nicht irritieren! Es ist tatsächlich so, dass das örtliche Finanzamt final entscheidet, was unter den Status als Freiberufler fällt. Und es kommt vor, dass das Finanzamt in der einen Stadt entscheidet, dass *diese* ... Ausübung zu den Freien Berufen zählt, und in einer anderen Stadt fällt diese Ausübung unter die Gewerbetreibenden. Sollten Sie aber die Voraussetzungen erfüllen, dass Sie nur ihr Wissen und ihre schöpferische Leistung anbieten, geht das Finanzamt in den meisten Fällen davon aus, dass Sie mit Ihrer Tätigkeit zu den Freien Berufen zählen. Sollten Sie vor der Anfrage beim Finanzamt unsicher sein, dann fragen Sie beim Institut für Freie Berufe in Nürnberg nach, es hilft Ihnen gerne weiter.[20]

Wie nun dem Finanzamt mitteilen, dass Sie sich selbstständig machen wollen?

Dies funktioniert über ein Formblatt, und zwar über den »Fragebogen zur steuerlichen Erfassung«, den es nur online unter www.elster.de gibt. Diesen Fragebogen füllen Sie, so gut Sie können, aus, lassen Sie keinen vorauseilenden Gehorsam walten. Sollte etwas fehlen, wird sich Ihr Finanzamt schon melden. Wir werden an anderer Stelle mehrfach auf dieses Formular zurückkommen.

Abbildung 2 zeigt das Formular, wie es bisher aussah; inzwischen wird es in ähnlicher Form online bereitgestellt.

Neben diesem Formular werden nahezu alle Steuererklärungen nur noch online entgegengenommen. Voraussetzung ist, dass Sie sich über dieses Portal ein ELSTER-Zertifikat besorgen. Mit dem Zertifikat können Sie diesen Fragebogen ausfüllen. Nun tragen Sie unter »Art der Tätigkeit« Ihre Überlegungen zu Ihrer Selbstständigkeit ein, so z. B. »Freiberuflerin als Systemische Therapeutin«, und Sie haben den ersten Schritt in Richtung Anmeldung der Selbstständigkeit getan.

---

20 Verfügbar unter: www.ifb.uni-erlangen.de [1.10.2022].

An das Finanzamt

Eingangsstempel oder -datum

1

Fragebogen zur steuerlichen Erfassung

2 ☐ Aufnahme einer gewerblichen, selbständigen (freiberuflichen) oder land- und forstwirtschaftlichen Tätigkeit

3 ☐ Beteiligung an einer Personengesellschaft/-gemeinschaft
– Bitte beantworten Sie nur die Fragen zu Abschnitt 1, Abschnitt 2 – nur Textziffer 2.6, Abschnitt 3 und Abschnitt 8 –

2019FsEEU

1. Allgemeine Angaben

1.1 Steuerpflichtige(r)/Beteiligte(r)

4 Name | Vorname

5 ggf. Geburtsname

6 Ausgeübter Beruf | Geburtsdatum (TT.MM.JJJJ)

7 Straße

8 Hausnummer | Hausnummerzusatz | Adressergänzung

9 Postleitzahl | Wohnort

10 Postleitzahl | Ort (Postfach) | Postfach

11 Identifikationsnummer | **Religionsschlüssel:** Evangelisch = EV, Römisch-Katholisch = RK, nicht kirchensteuerpflichtig = VD, weitere siehe Ausfüllhilfe | Religion

Stand der Ehe/eingetragenen Lebenspartnerschaft (Datum = TT.MM.JJJJ)

12 Verheiratet/Eingetragen seit dem | Verwitwet seit dem | Geschieden/Aufgehoben seit dem | Dauernd getrennt lebend seit dem

1.2 Ehegatte/Ehegattin/eingetragene(r) Lebenspartner(in)

14 Name | Vorname

15 ggf. Geburtsname

16 Ausgeübter Beruf | Geburtsdatum (TT.MM.JJJJ)

Falls von den Zeilen 7 bis 9 abweichend:

17 Straße

18 Hausnummer | Hausnummerzusatz | Adressergänzung

19 Postleitzahl | Wohnort

20 Identifikationsnummer | **Religionsschlüssel:** Evangelisch = EV, Römisch-Katholisch = RK, nicht kirchensteuerpflichtig = VD, weitere siehe Ausfüllhilfe | Religion

1.3 Kommunikationsverbindungen

Telefon:

21 Vorwahl international | Vorwahl national | Rufnummer

22 Vorwahl international | Vorwahl national | Rufnummer

23 E-Mail

24 Internetadresse

1.4 Art der Tätigkeit (genaue Bezeichnung des Gewerbezweiges)

25

26

2019FsEEU011NET – Mai 2019 – 2019FsEEU011NET

Abb. 2: Fragebogen zur steuerlichen Erfassung, Seite 1

5.1.3 Steuern und ihre Begleichung

Fangen wir vorne an: Das deutsche Steuersystem ist weltweit bekannt, und zwar dafür, dass wir mehr als 90 000 steuerliche Gesetze, Richtlinien und Erlässe und unzählige Gerichtsurteile aufweisen können. Kein anderes Land ist darin so gut wie wir, wir sind darin tatsächlich Welt-»Meister«. Ob wir uns damit nun brüsten sollten oder nicht, überlasse ich Ihrem Ermessen. Unter dieser Voraussetzung geht man davon aus, dass es nicht mehr möglich ist, eine richtige Steuererklärung in Deutschland abzugeben. Viel zu viele Gesetze widersprechen sich oder sind nicht zu verstehen. Also entspannen Sie sich, Sie werden Fehler machen! Auch Steuerberaterinnen sind davon nicht ausgenommen. Gemeinsam versuchen wir nun, einen Weg durch den Steuerdschungel zu finden. Wenn Sie die Logik einmal verstanden haben, ist es gar nicht so schwer.

Welche Steuern könnten auf Sie zukommen? Da bereits festgestellt wurde, dass Sie mit großer Wahrscheinlichkeit zu den Freien Berufen zählen werden und damit die Gewerbesteuer für Sie wegfällt, kommen nur noch zwei Steuerarten auf Sie zu (siehe Abb. 3).

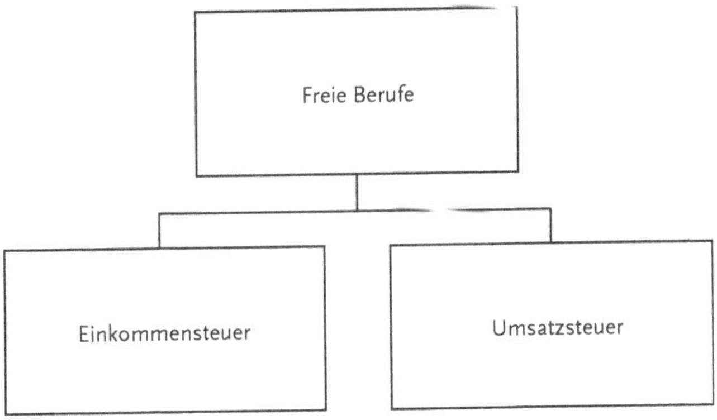

Abb. 3: Zwei Steuerarten für freie Berufe

Die Einkommensteuer

Diese Steuer zahlen alle, sofern Sie Einnahmen erzielen: Unternehmerinnen, Arbeitnehmerinnen, Kapitalanlegerinnen, Vermieterinnen, Rentnerinnen und so weiter. Sollten Sie als Angestellte arbeiten oder gearbeitet haben, ist sie Ihnen schon bekannt. Sie wird oder wurde von Ihrem Arbeitgeber als Lohnsteuer an das Finanzamt abgeführt und landet gar nicht auf Ihrem Konto. Das ist praktisch für Sie, weil

Sie sich darum nicht mehr kümmern müssen, der Arbeitgeber hat dies für Sie übernommen. Die Lohnsteuer nennt man auch vorweggenommene Einkommensteuer.

Sollten Sie sich nun selbstständig machen, müssen Sie sich selbst um das Abführen der Einkommensteuer kümmern. Sie müssen sie berechnen, dann auch an das Finanzamt melden und überweisen. Die Steuer an sich müssen Sie gar nicht berechnen, sondern nur den Gewinn, der dann die Grundlage bildet, auf der die Steuer berechnet wird. Wie ermitteln Sie Ihren Gewinn? Der Gewinn ergibt sich aus Ihren Einnahmen abzüglich Ihrer Ausgaben, und das sieht folgendermaßen aus:

Einnahmen - Ausgaben = Gewinn

Dieser Gewinn wird dann der Einkommensteuer unterzogen. Bei uns ist die Einkommensteuer progressiv, d. h. allmählich steigend. Sie steigt von 14 % bis 42 % und beginnt oberhalb eines Freibetrages, der sich »Grundfreibetrag« nennt. Jedes Jahr wird ein neuer Grundfreibetrag festgelegt, im Jahr 2022 lag er erst bei 9 984 Euro, durch das Entlastungspaket 2022 wurde er auf 10 347 Euro angehoben. Für die kommenden Jahre informieren Sie sich bitte. D. h., dieser Betrag ist für alle steuerfrei, also 0 %. Sollten Sie also genau bis zu dieser Grenze einen Gewinn erzielt haben oder darunter, zahlen Sie keine Steuern. Gehen wir von dem Freibetrag von 9 984 Euro aus, wird ab 9 985. Euro Einkommensteuer fällig, und für diesen 1 Euro mehr sind es genau 14 %. Oberhalb des Grundfreibetrages erhöht sich also die Steuerlast und das bis auf 42 %. Das Motto lautet mithin: Wer wenig verdient, zahlt wenig, wer viel verdient, zahlt mehr.

Hier noch ein kleines Rechenbeispiel, nur damit Sie vielleicht ein bisschen mehr verstehen, wie die Einkommensteuer funktioniert: Wie Sie schon gesehen haben, wird der 1. Euro oberhalb des Grundfreibetrages mit 14 % besteuert. Sollten Sie einen Gewinn von 10 000 Euro gemacht haben, dann liegen Sie 16 Euro über dem Grundfreibetrag. Nur dieser übersteigende Betrag muss versteuert werden, also 14 % auf 16 Euro, das entspricht 2,24 Euro. Aber der Staat ist großzügig und rundet nach den Rundungsregeln auf oder ab. Für unser Beispiel heißt das, dass Sie nur 2 Euro Steuern zahlen würden.

Sollten Sie tatsächlich von diesem Gewinn in unserem Beispiel leben müssen, wären zwar die Steuern sehr gering, aber es würde auch kaum zum Leben reichen. Hoffen wir mal, dass Sie mehr verdienen werden und damit dann auch – hoffentlich – mehr Steuern zahlen. Seien Sie stolz darauf, dass Sie Steuern zahlen dürfen, das bedeutet auch, dass Sie gut verdient haben. Und natürlich auch einen Beitrag zu unserem Gemeinwohl geleistet haben.

Sollten Sie genau nachsehen wollen, welcher Betrag wie hoch zur Steuer herangezogen wird, dann schauen Sie doch in der »Grundtabelle zur Einkommensteuer« nach. Wenn Sie verheiratet sind und gemeinsam veranlagt werden, dann schauen Sie in die Splittingtabelle. Die Grundlage zur Einkommensteuer ist jedoch nicht nur ihr Gewinn aus der Selbstständigkeit, sondern sind ihre gesamten anderen Einkünfte, also auch die Einkünfte aus Angestelltentätigkeit sowie aus Kapitalerträgen oder aus Vermietung und Verpachtung. All das wird zusammengerechnet, und hiervon wird die Einkommensteuer festgelegt. Das heißt, dass Sie bei der Berechnung Ihrer Steuer auf ihren Gewinn auch beachten müssen, dass alle anderen Einkünfte dazuzählen, dass also Ihr Gewinn auf alle anderen Einkünfte draufgezählt wird. Dann liegt dieser Teil Ihres Einkommens naturgemäß in der Steuerprogression etwas höher. Damit kann es sein, dass Sie jetzt mehr Steuern zahlen, denn – noch mal – wer mehr verdient, zahlt auch mehr.

Die Umsatzsteuer

Die Umsatzsteuer ist die wichtigste Einnahmequelle des Staates, leider auch sehr kompliziert. Das Verfahren ist an sich simpel, aber es gibt einiges an Details, die es wieder komplexer gestalten. Damit Sie jetzt nicht schon aufstöhnen und Ihr Selbstständigkeitsprojekt aufgeben, erkläre ich das Verfahren der Umsatzsteuer, so können Sie damit umgehen. Danach zeige ich die Ausnahmen auf, und wahrscheinlich wird die Sache dann auch wieder leichter für Sie.

Die Umsatzsteuer ist für jedes Unternehmen Pflicht. Sie beläuft sich einheitlich auf 19 %, manchmal auch auf 7 %, aber diese Variante lassen wir hier mal außer Acht. Jedes Mal, wenn Sie Einnahmen generieren, also eine Rechnung schreiben, sind Sie gesetzlich verpflichtet, 19 % Umsatzsteuer auf Ihr Honorar aufzuschlagen. Sie generieren mit diesen Einnahmen einen sogenannten Mehrwert, was auch erklärt, warum im alltäglichen Leben die meisten den Begriff »Mehrwertsteuer« nutzen und nicht »Umsatzsteuer«. Die ganzen Regelungen befinden sich aber im Umsatzsteuergesetz. Nun zum Verfahren:

Sie haben Ihr Honorar auf 100 Euro festgelegt und eine Stunde Therapie oder Beratung durchgeführt (siehe Tab. 9).

Umsatzsteuer/Mehrwertsteuer			
Honorar (Einnahme)	100 €		

Tab. 9: Verfahren zur Umsatzsteuer I

Das Umsatzsteuergesetz verpflichtet Sie nun, hierauf noch 19 % Umsatzsteuer bzw. Mehrwertsteuer aufzuschlagen (siehe Tab. 10).

Umsatzsteuer/Mehrwertsteuer			
Honorar (Einnahme)	100 €		
zzgl. 19 % MwSt.	19 €		
gesamt	119 €		

Tab. 10: Verfahren zur Umsatzsteuer II

Insgesamt haben Sie nun einen Wert von 119 Euro erreicht. Dies ist der Wert, den Sie Ihren Klientinnen und Kundinnen in Rechnung stellen müssen (siehe Tab. 11). Wie eine Rechnung aussehen muss, dazu kommen wir später.

Umsatzsteuer/Mehrwertsteuer			
Honorar (Einnahme)	100 €		
zzgl. 19 % MwSt.	19 €		
gesamt	119 €		
Zahllast ans Finanzamt 19 €			

Tab. 11: Verfahren zur Umsatzsteuer III

Die Klientin oder Kundin überweist Ihnen das Geld sofort, und am Ende des Monats senden Sie eine Erklärung an das Finanzamt und teilen ihm die Zahllast mit, d. h. wie viel Sie an Umsatzsteuer eingenommen haben. Denn die Umsatzsteuer gehört nicht Ihnen, sondern dem Finanzamt. Sie nehmen das Geld für das Finanzamt mit ein und müssen es bis zum 10. Tag des Folgemonats beim Finanzamt abgeliefert, also überwiesen haben. Die Erklärung, die Sie dem Finanzamt dafür senden müssen, heißt »Umsatzsteuervoranmeldung«.[21] In der Reihenfolge: erst die Erklärung, dann die Überweisung. Dann haben Sie alles richtig gemacht, und das Finanzamt freut sich. Eine Anmerkung hierzu: Eine Aufforderung, dass Sie bitte die angemeldete Umsatzsteuer überweisen sollen und in welcher Höhe, erfolgt nicht. Einfach überweisen.

Aber Sie haben ja neben Ihren Einnahmen auch noch Ausgaben. Stellen Sie sich vor, Sie benötigen Papier. Der Lieferant für dieses Papier ist Unternehmer und muss natürlich auch seine 19 % Umsatzsteuer aufschlagen, genau wie Sie. Dieses bedenkt das Finanzamt und hat folgende Vorgehensweise dafür vorgesehen:

Sie haben die Rechnung für das Papier vor Augen und sehen dort aufgezeigt, dass das Papier 50 Euro kostet, zuzüglich der obligatorischen 19 % Mehrwertsteuer in Höhe von 9,50 Euro, macht einen Betrag von 59,50 Euro. Die 59,50 Euro müssen Sie an den Lieferanten bezahlen. Nun haben Sie damit 9,50 Euro an Umsatzsteuer sozusagen »weitergereicht« an den Lieferanten. Hierfür sind nicht mehr Sie zu-

21 Verfügbar unter: www.elster.de [1.10.2022].

ständig, sondern der Papierlieferant. Ihnen wird jetzt erlaubt, die 9,50 Euro von Ihrer Zahlung an das Finanzamt abzuziehen. Nun haben Sie also nur noch eine Zahllast von 9,50 Euro (siehe Tab. 12). Die erklären Sie gegenüber dem Finanzamt und überweisen Sie dann bis zum 10. Tag des Folgemonats.

Umsatzsteuer/Mehrwertsteuer			
Honorar (Einnahme)	100 €	Ausgabe	50 €
zzgl. 19 % MwSt.	19 €	zzgl. 19 % MwSt.	9,50 €
gesamt	119 €	gesamt	59,50 €
Zahllast ans Finanzamt 9,50 €			

Tab. 12: Verfahren zur Umsatzsteuer IV

Das ist das ganze Prinzip des Umsatzsteuerverfahrens. Verstanden?

Zu kompliziert? Dann gibt es eventuell eine Befreiung für Sie von diesem Verfahren. Im Umsatzsteuergesetz sind viele Befreiungen vorgesehen, aber nur einige passen für Sie.

Kleinunternehmerregelung

Wenn Sie denken, dass Sie nicht mehr als 22 000 Euro[22] im Jahr einnehmen werden, dann können Sie sich von der Umsatzsteuerpflicht befreien lassen (§ 19 UstG). Dies kreuzen Sie in dem Fragebogen zur steuerlichen Erfassung an, den wir schon mal erläutert haben. Das ist eine Option, d. h., Sie können wählen, ob Sie dieses Verfahren anwenden wollen oder nicht. Denn wenn Sie sich für die Kleinunternehmerregelung entschieden haben, dann nehmen Sie an dem obigen Umsatzsteuerverfahren nicht mehr teil. Damit können Sie auch die Umsatzsteuer, die Sie an Ihren Lieferanten zahlen müssen, nicht mehr abziehen. Dies ist eine Überlegung wert. Weiter sind Sie verpflichtet, diese Befreiung auf Ihrer Rechnung kenntlich zu machen, damit sieht ein jeder, dass Sie Kleinunternehmerin sind. Vielleicht ist Ihnen das

22 Das ist eine Zahl aus dem Jahr 2023, die sich ändern kann.

egal, vielleicht wollen Sie das nicht. Das können und sollten Sie sorgfältig entscheiden.

Noch ein Nachsatz zur Kleinunternehmerregelung, die sicher interessant ist. Sollten Sie sie gewählt haben, aber in dem einem Jahr doch – wider Erwarten – mehr als 22 000 Euro eingenommen haben, dann passiert in dem Jahr nichts. Bis zu einer Einnahmegrenze von 50 000 Euro passiert nichts, Sie bleiben weiter bei dem gewählten Verfahren. Aber … im Jahr darauf müssen Sie am Umsatzsteuerverfahren wieder teilnehmen, egal, wie hoch Ihre Einnahmen sind. Denken Sie daran, und steuern Sie Ihre Einnahmen. Sollten Sie in dem Jahr – nochmals wider Erwarten – sogar die Einnahmegrenze von 50 000 Euro brechen, dann sind Sie für das Jahr umsatzsteuerpflichtig, und zwar rückwirkend. Also noch mal: Einnahmen gut steuern, gerade wenn es mehr werden sollte, oder aber das Umsatzsteuerverfahren akzeptieren.

Befreiung wegen Heilberuflerleistung

Wenn Sie einen kleinen (auch sektoralen) Heilpraktikerschein für Psychotherapie aufweisen können, dann sind Sie für diese Leistungen von dem Umsatzsteuerverfahren befreit (§ 4 Nr. 14a UstG). Alle anderen Leistungen sind nicht umsatzsteuerbefreit.

Befreiung wegen bestimmter Organisationen

Wenn Sie für einen Bildungsträger (VHS, Familienbildungsstätte, …) oder ein Lehrinstitut tätig sind, sind diese Leistungen eventuell von der Umsatzsteuer befreit (§ 21 a), bb) UstG). Sie sind dann befreit, wenn sich der Träger oder das Institut aktiv bei einer Landesbehörde hat befreien lassen. Diese Befreiung kann Ihnen zur Verfügung gestellt werden, und Sie sind für diese Leistung befreit. Hier müssen Sie also nachfragen und schauen, ob eine solche Befreiung vorliegt.

Sollten Sie selbst einen Verein gründen wollen, können Sie natürlich versuchen, den Verein von der Umsatzsteuer bei der jeweiligen Landesbehörde befreien zu lassen.

Das sind die wesentlichen Ausnahmen für den Tätigkeitsbereich, um den es hier in diesem Buch geht. Bedenken Sie dabei auch, dass eine Kombination aus all diesen oben erwähnten Befreiungen vorkommen kann. Wenn ein Teil Ihrer Einnahmen z. B. über einen Bildungsträger befreit ist, kann es sein, dass Sie mit Ihren restlichen Einnahmen unterhalb der Kleinunternehmerregelung bleiben. So können Sie insgesamt wesentlich mehr Einnahmen generieren als 22 000 Euro im Jahr.

Nun müssen Sie also entscheiden und eventuell recherchieren, ob für Sie eine Befreiung von dem Umsatzsteuerverfahren infrage kommt oder nicht.

5.1.4 Notwendige und informative Berechnungen

Zur Selbstständigkeit gehören neben all den Dingen, die schon angesprochen wurden, vielleicht auch Berechnungen. Das »vielleicht« steht da, weil es nicht für jeden notwendig erscheint. Es gibt einige Therapeuten und Therapeutinnen, die sich selbstständig gemacht haben, ohne eine Zahl vorher zu bewegen. Ohne eine Berechnung, ohne eine Übersicht. Das können Sie natürlich auch so machen. Aber für diejenigen, die ihren Beginn auf etwas stabilere Füße stellen wollen, gehe ich hier etwas tiefer auf ein paar notwendige und damit informative Berechnungen ein. Berechnungen werden häufig auch Kalkulationen genannt, das ist das lateinische Wort *(calculatio)* für Berechnungen.

Als Erstes beginne ich immer mit einer Übersicht über die privaten Ausgaben. Das hört sich vielleicht seltsam an, aber alles geht von Ihrem Privatleben aus. Auch rechnerisch. Stellen Sie sich vor, dass jede Selbstständigkeit in erster Linie darauf abzielt, dass Sie davon leben können. Dann wäre es klug, vorher zu wissen, welche Zahl überhaupt im Raum steht. Wie hoch sind eigentlich Ihre Ausgaben, die Sie für Ihr Leben überhaupt benötigen? Wenn Sie darüber hinaus auch noch große Gewinne machen, wäre das toll, dann hätten Sie mehr Geld für Ihr Privatleben. Aber zuerst die Rechnung, wie viel Sie mindestens benötigen, damit Sie davon leben können.

Private Ausgaben

Welche Ausgaben haben Sie denn, und welche sind relevant für die Kalkulation? Weiter unten sehen Sie eine Übersicht, wie diese Berechnung aussehen könnte.

Die erste Position, die Sie in meiner Tabelle finden, ist die Krankenversicherung. Sie ist verpflichtend für jede Person in Deutschland. Wenn Sie sich in Vollzeit selbstständig machen und keine weiteren sozialversicherungspflichtigen Anstellungen haben, sind Sie verpflichtet, sich entweder in der privaten Krankenversicherung (kurz

PKV) zu versichern oder freiwillig in der gesetzlichen Krankenversicherung (kurz GKV). Der Unterschied zwischen der privaten und der gesetzlichen Krankenversicherung beläuft sich darauf, dass die private Versicherung mit Ihnen einen festen Betrag vereinbart, der bestimmte Leistungen beinhaltet. Die gesetzliche Krankenversicherung beansprucht einen bestimmten Prozentanteil ihres Einkommens für die Deckung ihrer vorgegebenen gesetzlichen Leistungen. Da Sie die Leistungen der PKV selbst verhandeln müssen, gehe ich hier in diesem Buch nur auf das Verfahren mit der GKV ein, also auf denjenigen Versicherungszweig, in dem die meisten Deutschen versichert sind. Wenn Sie angestellt sind, dann übernimmt ihr Arbeitgeber die Abwicklung ihrer Krankenversicherung und auch die Hälfte des Betrages. Der Betrag zur GKV beläuft sich auf 14,6 %.[23] Oder Sie sind selbstständig, dann zahlen Sie anteilig an Ihrem Gewinn einen Beitragssatz von 14,0 %. Hinzu kommen bei beiden Modellen die Beiträge zur Pflegeversicherung und eventuelle Zusatzbeiträge.

Wenn Sie nun einen Mix anstreben, also angestellt und gleichzeitig selbstständig sind, dann gehen in der Regel alle Krankenversicherungen davon aus, dass auf den Gewinn in der Selbstständigkeit keine weiteren Beiträge zu zahlen sind. Allerdings darf die Selbstständigkeit finanziell und zeitlich nicht mehr ausmachen als die Angestelltentätigkeit. Einige Krankenversicherungen, insbesondere die sehr großen, erheben jedoch Beiträge zur GKV auch für kleine Nebenberuflichkeiten. Sie haben ein Recht dazu, denn der Paragraf 16 des Sozialgesetzbuches 4 erlaubt Ihnen dies.[24] Was sollen Sie also tun? Bringen Sie in Erfahrung, ob Ihre GKV Beiträge für Ihre Nebenberuflichkeit erheben wird oder nicht, dann können Sie sicher sein.

Sollten Sie in der Selbstständigkeit Beiträge zur Krankenversicherung zahlen, dann ist das Verfahren immer so gestaltet, dass Sie Vorauszahlungen leisten und, nachdem Sie den Einkommensteuerbescheid vorgelegt haben, Ihre Beiträge auf diesen Gewinn angepasst werden, also entweder angehoben oder gesenkt werden.

Für die zweite Position in meiner Tabelle, die Altersvorsorge, müssen Sie nichts weiter unternehmen, Sie machen das, was Sie

23 Beitrag für 2023.
24 Gesamteinkommen ist die Summe der Einkünfte im Sinne des Einkommensteuerrechts, es umfasst insbesondere das Arbeitsentgelt und das Arbeitseinkommen (§ 16, SGB IV).

immer tun, Sie sorgen für Ihr Alter selber vor. Dies ist ein nicht zu vernachlässigender Faktor, insbesondere da er in Ihrer Hand liegt. Altersvorsorge wird plötzlich wichtig, wenn Sie älter werden und nicht mehr arbeiten wollen oder können. Deshalb nehmen Sie dieses Thema ernst und sorgen Sie vor. Eine Versicherungspflicht zur gesetzlichen Rentenversicherung besteht für Selbstständige nicht. Die Deutsche Rentenversicherung hat jedoch für Selbstständige und ihre freiwillige Versicherung einige gute Angebote gemacht. Schauen Sie sie sich vielleicht mal an, und verlieren Sie die Rentenversicherung nicht aus den Augen.[25] Für die genannten Positionen und alle weiteren tragen Sie die monatlichen und dann die jährlichen Kosten ein (siehe Tab. 13).

		monatlich	**jährlich**
1	Krankenversicherung		
2	Altersvorsorge		
3	Wohnen (inkl. Nebenkosten)		
4	privates Telefon		
5	Lebensunterhalt (Essen und Trinken)		
6	Fahrzeug		
7	Urlaube		
8	private Versicherungen		
9	Sonstiges		
	private Gesamtausgaben		

Tab. 13: Aufstellung der privaten Gesamtausgaben

Jetzt ziehen Sie von diesen Gesamtausgaben alle Einnahmen ab, die Ihnen zufließen, wie Kindergeld, Erbe, Unterhalt, etc. (siehe Tab. 14).

25 Verfügbar unter: https://www.deutsche-rentenversicherung.de/DRV/DE/Home/home_node.html [1.10.2022].

		jährlich
	private Gesamtausgaben	
abzüglich	private Einnahmen	
	Zwischensumme	

Tab. 14: Abzug der jährlichen Einnahmen von den privaten Gesamtausgaben

Damit ergibt sich eine Zwischensumme, die Sie wirklich in Ihrem Privatleben zur Verfügung haben. Natürlich nur ungefähr, denn diese Kalkulation kann ruhig auf abgerundeten Zahlen beruhen. Nun fehlt noch die Einkommensteuer, die Sie hierauf entrichten müssten. Rechnen Sie mit etwa 25 %, wenn Sie Ihren genauen Einkommensteuertarif nicht kennen (siehe Tab. 15).

		jährlich
	private Gesamtausgaben	
abzüglich	private Einnahmen (wie Kindergeld, Unterhalt, Erbe, Angestelltentätigkeit)	
	Zwischensumme	
zuzüglich	Einkommensteuer	
	Summe aller privaten Ausgaben, die Sie mindestens erwirtschaften müssen	

Tab. 15: Berechnung des zu erwirtschaftenden Betrages

Sollten Sie mit Ihrer Angestelltentätigkeit diese Summe erwirtschaften, dann sind mit der zusätzlichen Selbstständigkeit nicht unbedingt auf Gewinne angewiesen. Wenn Sie jedoch vorhaben, Ihre Angestelltentätigkeit zu reduzieren, weil Sie in diesen Stunden Ihre zusätzliche nebenberufliche Selbstständigkeit aufnehmen wollen, dann wissen Sie jetzt, wie viel Sie zusätzlich erwirtschaften müssen. Sollten Sie sich in Vollzeit selbstständig machen wollen, dann wissen Sie jetzt auch, wie viel Ihre gesamte Selbstständigkeit an Gewinn erwirtschaften muss. Aber Näheres im nächsten Schritt.

Nun schauen wir uns die Kalkulation für den selbstständigen Bereich, das Unternehmen, an. Berechnet wird jetzt, wie viel Ihr Unternehmen, also Ihre Selbstständigkeit, erwirtschaften muss, damit Sie davon leben können und Ihre privaten Ausgaben bestreiten können. Das Unternehmen muss also so viel Gewinn abwerfen, als Sie für Ihre privaten Ausgaben benötigen (siehe Abb. 4).

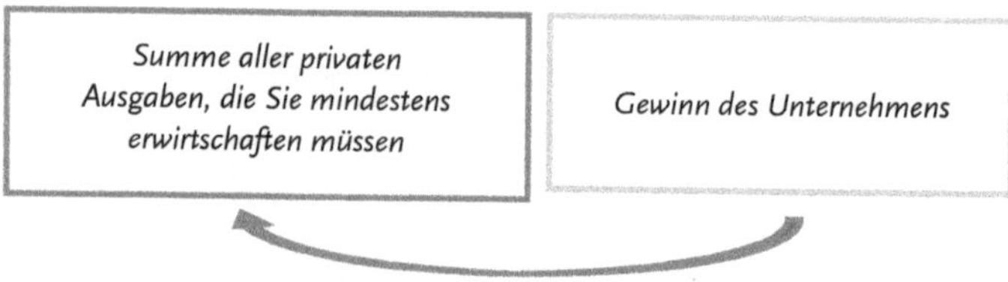

Abb. 4: Verknüpfung zwischen privaten Ausgaben und Gewinn des Unternehmens

Tabelle 16 zeigt, wie dies berechnet wird.

	Jahr 1	Jahr 2	Jahr 3
Einnahmen			
./. Ausgaben/Kosten			
Raumkosten			
Werbung			
Kraftfahrzeugkosten			
Reisekosten			
Telefon, Internet			
Büromaterial			
Materialien			
Versicherungen			
Beiträge			
Buchführungskosten			
Fachliteratur + -zeitschriften			
Fortbildung			
sonstige Kosten			
= Gewinn			

Tab. 16: Berechnung des Gewinns der Unternehmung

Erst erläutere ich die einzelnen Ausgabe-/Kostenpunkte, danach zeige ich Ihnen, wie alles berechnet wird. Wichtig hier ist, dass nun nicht mehr mit monatlichen Kosten gerechnet wird. Alles bezieht sich auf ein ganzes Jahr. Davon wird im Unternehmertum der Einfachheit halber immer ausgegangen, da Einnahmen und Ausgaben über die Monate hinweg stark schwanken können.

Bei den Raumkosten wird unterschieden zwischen extern angemieteten Räumen und genutzten privaten Räumen. Wenn Sie Räumlichkeiten anmieten, dann sind die Kosten dafür betrieblich bedingt und damit dort einzutragen. Sollten Sie auch nur stundenweise die Räume anmieten, gilt das Gleiche. Sollten Sie eigene Räumlichkeiten nutzen wollen, dann können Sie anteilig die Kosten für die Räume an Ihrer gesamten Wohnung als Kosten ansetzen. Aber nur dann, wenn diese Räume fast ausschließlich beruflich genutzt werden und wie Arbeitsräume eingerichtet sind. Auch müssen die Räume von den übrigen Wohnräumen abgetrennt sein. Wenn dies alles zutrifft, können Sie den Anteil an Ihrem Wohnraum errechnen, z. B. 10 %, und diese inklusive aller Nebenkosten für Ihren Arbeitsraum ansetzen. Bitte beachten Sie, dass Sie bei Mietwohnungen den Vermieter und eventuell die Nachbarn um Erlaubnis fragen sollten. Nicht jeder im Haus findet es gut, wenn dort reger Verkehr wegen einer therapeutischen Praxis besteht. Sollte es Ihre eigene Wohnung in einem Mehrfamilienhaus betreffen, müssen auch hierbei die Nachbarn zustimmen, sonst gibt es leicht Ärger mit ihnen. Nutzen Sie Ihr eigenes Haus, erhebt keiner Einspruch. Sollten Sie es aber hier finanziell als Kosten geltend machen wollen, so müssen Sie gleichzeitig die Einnahme, die Sie damit als Eigentümerin erzielen, über die Einkunftsart »Vermietung und Verpachtung« steuerlich angeben. Damit ergibt sich hier gerne mal ein Nullsummenspiel, aber errechnen Sie sich das doch selbst.

Die Werbungskosten sind all diejenigen Kosten, die Sie für die Werbung Ihres Unternehmens, und sei es auch noch so klein, ausgeben wollen. Dies könnten sein: Homepage, Visitenkarten, Flyer, Broschüren, Lesezeichen, Türschild, Einweihungsfeier usw. Eine Homepage wird heute empfohlen, damit man Sie überhaupt findet. Manche Klientinnen wollen wenigstens ein Bild von Ihnen sehen, manche wollen Näheres zu Ihnen und Ihrer Vorgehensweise lesen, bevor sie Sie überhaupt anrufen oder einen Termin mit Ihnen ausmachen. Das Thema »Visitenkarten, Flyer und Sonstiges« haben wir schon im ersten Kapitel unter dem Thema »Akquise« behandelt. Dort haben Sie sicher schon ein paar Posten entschieden, nun setzen Sie hierfür die Kosten ein.

Das Thema »Einweihungsfeier« könnte vielleicht auch Ihres sein. Ich habe damals, als ich mich selbstständig gemacht habe, ganz viele liebe Leute eingeladen, die ich kannte. Dazu gehörten auch Verwandte und weiter entfernte Bekannte. Viele kamen, tranken mit mir einen Sekt und freuten sich, dass ich es gewagt hatte, mich selbstständig zu machen.

Und dazu noch ein Tipp: Ich habe am Anfang meiner Selbstständigkeit in dem Buch *Jetzt brauche ich Aufträge* eine Vorgehensweise dazu gefunden, wie man an Aufträge kommt. Es ist die Idee, mit seinen Kunden essen zu gehen. Das fand ich gut, weil mir dies sehr gut passte, ich gehe gerne essen. Also lade ich, wann immer ich kann und es sich gut ergibt, meine Kunden ein, wir reden über Belangloses und auch Wichtiges, manchmal auch über neue Beratungsmöglichkeiten. Mit Ihren direkten Klientinnen sollten Sie vielleicht nicht essen gehen, aber vielleicht mit der Person, die an einer wichtigen Vermittlungsstelle sitzt und Ihnen sympathisch ist. Versuchen Sie es!

Die Kraftfahrzeugkosten hatten Sie ja schon im privaten Bereich erfasst, hier kalkulieren Sie diejenigen Kosten, die noch dazukommen werden. Die einfachste Kalkulation ist die, dass Sie jeden zu fahrenden Kilometer mit 30 bis 34 Cent berechnen, damit kommt man ganz gut klar. So können Sie auch in der Steuererklärung damit umgehen, auch wenn Sie zum Beispiel nicht mit dem eigenen Wagen unterwegs sind. Es gibt noch viele weitere Möglichkeiten, das Auto steuerlich zu halten, aber – Sie können es sich schon denken – da ist das Steuergesetz in Deutschland sehr aufgebläht. Es gibt sehr viele Gesetze und Verordnungen hierzu, und das Finanzamt kontrolliert auch gerne. In diesem Buch kann dies leider nicht ausführlich behandelt werden.

Die Reisekosten beinhalten alle Mobilitätskosten außerhalb des Autos. Also Bahn, Bus, Taxi, Flugzeug, Schiff, Motorrad und Fahrrad. Auch beinhalten sie Übernachtungen in Hotels.

Telefon und Internetkosten umfassen die Kosten für z. B. das Extra-Smartphone oder Extra-Telefon für die Unternehmung, sollten Sie so etwas benötigen. Sie können natürlich Ihr Smartphone auch geschäftlich nutzen, wenn Sie das wollen, dann ist es Ihnen erlaubt, in der Steuererklärung diese Telefonkosten zu 80 % anteilig anzusetzen.

Bei den Internetkosten handelt es sich z. B. um die Kosten für den Server für Ihre Website.

Unter Büromaterial fallen z. B. Druckerkartuschen, Ordner, Stifte oder Papier. Unter Materialien können Sie alles auflisten, was Sie direkt mit den Klientinnen benutzen, wie Spielzeuge oder Aufstellungsbretter.

Welche Versicherungen Sie hier ansetzen können, werde ich noch gesondert in dem dazu passenden Abschnitt erörtern.

Unter dem Posten »Beiträge« sind eventuelle Mitgliedsbeiträge für Dachverbände, wie Systemische Gesellschaft, enthalten. Es könnten hier auch Beiträge aufgelistet sein, wenn Sie sich z. B. einem Verband der Selbstständigen anschließen würden.

Zu dem Kostenpunkt »Buchführung« ist zu sagen, dass Sie verpflichtet sind, Bücher zu führen. So heißt es im Gesetz. Im Kapitel »Steuern und ihre Begleichung« wurde kurz erläutert, dass Sie dafür verantwortlich sind, Ihre Einkommensteuer an den Staat abzuführen. Dies machen Sie mittels der Rechnung:

Einnahmen - Ausgaben = Gewinn

Wenn Sie genau schauen, dann sehen Sie, dass diese Kalkulationstabelle, die wir gerade erläutern, genau diese Posten enthält. D. h., die Unterlage, die Sie hier für die Kalkulation nutzen, wird genauso für die Einkommensteuererklärung genutzt. Auch dabei gilt, es wird alles online beim Finanzamt über das Portal ELSTER abgegeben. Das Formular heißt »Einnahmen-Überschuss-Rechnung« (kurz EÜR) und ist im Grunde exakt *so* aufgebaut, sieht natürlich in ELSTER etwas anders aus. Sollten Sie sich das nicht zutrauen, würden Buchführungskosten bei einem Steuer- oder Buchführungsbüro anfallen. Oder Sie schaffen sich eine Software für die Buchführung an. Sie kostet so im Schnitt 250 Euro in der einmaligen Anschaffung.

Auch Kosten für Fachzeitschriften oder Fachliteratur sowie Fortbildung können hier angegeben werden.

Die letzte Position ist die Position »Sonstiges«, die andeuten soll, dass es vielleicht noch viel mehr Kostenpunkte gibt, die bei Ihnen zutreffen. Fügen Sie sie einfach hinzu.

Was noch nicht angesprochen wurde, sind die Investitionen. Der Begriff wird am gebräuchlichsten bei langfristigen Vermögensgegenständen verwendet, das sind z. B. Praxis- oder Büroeinrichtungen,

Umbauten, Moderationswände, Flipchart, Laptop. Also all das, was Sie länger nutzen, meist auch nur einmalig zu Beginn der Unternehmung anschaffen und danach vielleicht erst viele Jahre später erneuern. Steuerlich gesehen, gehören Investitionen auch in diese Kalkulation, ich habe sie hier bewusst außen vor gelassen. Damit bezweckt die Rechnung genau das, was ich damit erreichen will, nämlich einen Überblick zu bekommen, was Sie insgesamt über das Jahr hinweg in der Selbstständigkeit einnehmen müssen, damit Sie davon gut leben können. Die Expertinnen unter Ihnen wollen mir verzeihen, dass ich diesen steuerlich nicht ganz korrekten Weg aufgrund von mehr Klarheit für die Leserin gehe.

Nun, da alle Kostenpunkte definiert sind, zeige ich Ihnen, wie hier gerechnet werden kann (siehe Tab. 17, S. 66). Diese Übersicht zur Kalkulation kennen Sie schon, ich habe sie etwas weiter oben schon mal gezeigt. Sie tragen jetzt in der Zeile »Gewinn« ein, was Sie bei Ihrer Berechnung der privaten Ausgaben und Einnahmen als Ergebnis hatten. Also diejenige Summe, die Sie benötigen, um Ihr Privatleben zu finanzieren. Dann tragen Sie in die Zeile »Ausgaben/Kosten« die Summe all der Kosten ein, die Sie aufgrund Ihrer Kalkulation für die Selbstständigkeit ermittelt haben. Nun wird in der Tabelle gerechnet: Sie addieren die beiden Zeilen, und tragen sie ganz oben in die Zeile ein. So haben Sie Ihre Einnahmen ermittelt, die Sie mindestens machen müssen, damit die betrieblichen Kosten und Ihr Privatleben gedeckt sind.

Einnahmen	Mindesteinnahmen, die Sie erwirtschaften müssen, damit die betrieblichen und privaten Kosten gedeckt sind
Ausgaben/Kosten	Summe aller betrieblichen Kosten, die Sie kalkuliert haben
Gewinn	Summe aller privaten Kosten, die Sie mindestens erwirtschaften müssen

Tab. 17: Berechnung der Mindesteinnahmen

Mit dieser Zahl haben Sie sich selbst ein finanzielles Ziel gesetzt, welches Sie immer vor Augen haben können. So ungefähr wie die sprichwörtliche Formulierung: dem Esel eine Mohrrübe vor die Nase halten. Es motiviert zu wissen, wie viel Sie tatsächlich einnehmen müssen. Dann gibt es kein Vielleicht mehr, kein Wenn und Aber, sondern Zahlen, die im Raum stehen. Dadurch haben Sie innerlich auch eine Stärke in der Argumentation gegenüber Ihren Klientinnen erarbeitet, nun sind Sie vielleicht nicht mehr unsicher, was Ihr Honorar angeht. Sie können klar Ihren Preis nennen, weil Sie errechnet haben, dass es dieser Preis sein muss.

Dies bietet eine gute Gelegenheit, gleich zum nächsten Thema zu schreiten. Nun haben Sie die Möglichkeit, Ihr Stundenhonorar nochmals (neu) zu überdenken. Teilen Sie doch einfach den Mindesteinnahmen durch die angedachten Stunden, die Sie arbeiten wollen. Damit errechnet sich Ihr Stundenhonorar.

Bei der Berechnung Ihrer eigentlichen Kapazitäten hilft Tabelle 18.

Das Jahr hat 365 Tage ...	**Tage**
./. Privatleben Wochenende Urlaub Krankheit Feiertage	
./. Angestelltentätigkeit	
zur Verfügung stehende Tage	
1/3 Akquise	
1/3 Administration	
1/3 Arbeit (= verkaufbare Tage)	

Tab. 18: Berechnung der Kapazität

Diese Übersicht ist leicht erklärt, aber nicht so leicht zu verkraften. Das Jahr hat 365 Tage, die Ihnen zur Verfügung stehen. Davon ziehen Sie, wie jede vernünftige Unternehmerin, all die Tage ab, die Ihr Privatleben bedeuten. Das heißt, hier müssen Sie ehrlich mit sich sein und wirklich auch freie Tage eintragen. Ebenso davon abziehen können Sie Ihre eventuelle Angestelltentätigkeit, sollte diese vorhanden sein. Daraus ergibt sich die Zahl der Ihnen für Ihre

Selbstständigkeit zur Verfügung stehenden Tage. Aber nun kommt der Unterschied zur Angestelltentätigkeit. Nicht alle Tage, die Sie nun zur Verfügung haben, können Sie auch nach außen hin in echte Arbeit umsetzen, also Geld dafür einnehmen. Sondern es müssen auch noch andere Dinge mit beachtet werden, nämlich die Akquise (das wurde schon ausführlich erläutert) und die Administration (das sind all die Dinge, die jede Selbstständige erledigen muss, wie Buchhaltung, Dokumentation, Terminfindung, Reisezeiten, Fortbildung etc.). Beide nehmen jeweils 1/3 Ihrer zur Verfügung stehenden Zeit in Anspruch. Es verbleibt ein letztes Drittel, welches Ihnen zur Disposition steht, um Ihre Arbeit zu tun und um die Einnahmen zu generieren, welche Sie benötigen.

Jetzt haben Sie alle Fakten auf dem Tisch und können sich ehrlich und offen an die kalkulatorische Arbeit machen. Damit haben Sie eine gute Grundlage, die Sie auch in Ihrer Argumentation, welches Honorar Sie nehmen sollen, unterstützt. Seien Sie gerne ehrlich und offen, aber gleichzeitig hier nicht zu hart oder zu korrekt mit sich selbst. Das alles soll Ihnen Orientierung bieten und Sie nicht verschrecken. Nie geht eine Kalkulation, die ja nur ein Plan ist, auch wirklich auf, sondern bleibt immer noch ein Plan. Hierzu sagte Bertolt Brecht: »Ja, mach nur einen Plan!/Sei nur ein großes Licht!/Und mach dann noch 'nen zweiten Plan,/Gehn tun sie beide nicht!«[26]

5.1.5 Rechnungsstellung

Jede Einnahme muss mit einem Beleg unterfüttert werden. Im Großen und Ganzen ist es egal, wie der Beleg aussieht, Hauptsache, es gibt ihn. Obwohl dies die Hauptsache ist, hat der Gesetzgeber ein paar Kleinigkeiten notiert, die alle Unternehmer, also auch Sie, einhalten sollten. Ein ordnungsgemäßer Beleg, hier: eine ordnungsgemäße Rechnung, sollte die Angaben enthalten, die Tabelle 19 zeigt.[27]

Diese Daten müssen in einer Rechnung enthalten sein, ansonsten darf Ihre Klientin die Rechnung nicht bezahlen. Die wenigsten Privatpersonen kennen aber diese Regelungen, deswegen sollten Sie alles richtig machen, sodass Ihre Klientinnen ebenfalls alles richtig machen können.

26 Aus: B. Brecht (1928): Das Lied /die Ballade von der Unzulänglichkeit menschlichen Strebens/Planens. Verfügbar unter: https://www.lyrikline.org/de/gedichte/ballade-von-der-unzulaenglichkeit-menschlichen-planens-770 [5.1.2023].
27 §14 Abs. 4 Umsatzsteuergesetz (UStG).

Gesetzestext (gekürzt)	**Erläuterungen**
vollständiger Name und Anschrift des leistenden Unternehmens	Ihr Name und Ihre Anschrift müssen enthalten sein.
vollständiger Name und Anschrift des Leistungsempfängers	Der Name und die Anschrift Ihrer Klientin müssen vollständig enthalten sein.
Ausstellungsdatum der Rechnung	Datum, wann genau Sie die Rechnung verfasst haben
Steuernummer des Rechnungsausstellers	Ihre Steuernummer, die Sie vom Finanzamt erhalten haben sollten und die auf der Rechnung enthalten sein muss; sollten Sie (noch) keine Steuernummer vom Finanzamt bekommen haben, tragen Sie hier Ihre Steuer-ID ein
fortlaufende Rechnungsnummer	Sie wählen vor Ausstellen der ersten Rechnung einen Nummernlauf, also beginnend bei 1 oder beginnend bei 5 000 oder versehen mit einer Jahreszahl 2022-1 oder abwärts laufend von 10 000 an oder wie immer Sie es möchten. Wichtig hierbei ist, dass keine Rechnungsnummer ausgelassen wird und Sie die ausgestellten Rechnungen notieren, d. h., die erste Rechnung hat z. B. die Nummer 5 000, die zweite Rechnung die Nummer 5 001, unabhängig davon, welche Klientin es betrifft.
Zeitpunkt der Leistung	Was genau wurde ausgeführt, Beratung oder Therapie oder ...? Wie viele Stunden, Workshops oder Sonstiges? Wann genau fand dies statt? Das sind die Fragen, die Sie ebenfalls in der Rechnung festhalten müssen. Waren es mehrere Beratungen und Therapien, müssen alle Daten aufgeführt sein. Möglich ist aber auch ein Zeitraum, z. B. von Januar bis März.
Umfang und Art der abzurechnenden Leistung	
nach Steuersätzen und einzelnen Steuerbefreiungen aufgeschlüsseltes Entgelt für die Leistung sowie der anzuwendende Steuersatz	Dies meint, dass Sie hier den Betrag nennen, auf den die Umsatzsteuer aufgeschlagen wird, oder aber Sie geben an, nach welchem Gesetz Sie von der Umsatzsteuer befreit sind.

Tab. 19: Bestandteile einer Rechnung

Wie Sie vielleicht bemerkt haben, gibt es keine Vorschrift, dass eine Rechnung unterschrieben sein muss. Viele machen es jedoch, weil es offizieller oder einfach schöner aussieht, aber müssen tun Sie es nicht.

Gründerinnenzentrum in G7
G7 22 • 68159 Mannheim

Tel.: 0621-123 49 42

St-Nr.: 013 815 0815

Mustermann GmbH
Max Mustermann
Muster-Straße 123

60123 Frankfurt

Datum 15.12.2022

Rechnung NR.: 01-1234

Sehr geehrte(r) Herr/Frau Mustermann,

ich danke Ihnen für Ihr Vertrauen in unsere Beratung und berechne dafür folgendes Honorar:

Datum	**Menge**	**Bezeichnung**	**Stückpreis in €**	**Gesamtpreis in €**
02.02.20 2x	5	Schulung: Stufen des Lernens I	à 160,–	800,–
16.02.20 2x	3	Schulung : Stufen des Lernens II	à 100,–	300,–
			Summe Betrag (netto)	1100,–
			zzgl. 19 % Umsatzsteuer	209,–
			Rechnungsbetrag (brutto)	1309,–

ODER: Kein Steuerausweis
aufgrund der Kleinunternehmerregelung
gemäß § 19 UStG

Bitte überweisen Sie den Rechnungsbetrag auf das Konto IBAN DE 1234567891011.

Abb. 5: Beispielhafte Darstellung einer Rechnung

Auch müssen Sie kein Datum auf die Rechnung schreiben, bis wann sie beglichen sein muss. Nach dem Bürgerlichen Gesetzbuch sind alle Rechnungsempfänger verpflichtet, eine Rechnung nach 30 Tagen beglichen zu haben.[28] Tipp: Vergessen Sie vor lauter Regeln nicht Ihre Kontodaten, sonst kommt das Geld nicht an!

Abbildung 5 zeigt, wie eine solche Rechnung aussehen könnte.

Sollten Ihre Rechnungen den Betrag von 250 Euro nicht überschreiten, dann können Sie den Weg der Kleinbetragsrechnung[29] wählen, dann entfallen einige Regelungen (siehe Tab. 20).

Gesetzestext (gekürzt)	Erläuterungen
vollständiger Name und Anschrift des leistenden Unternehmens	Ihr Name und Ihre Anschrift müssen enthalten sein.
Ausstellungsdatum der Rechnung	Datum, wann genau Sie die Rechnung verfasst haben.
Umfang und Art der abzurechnenden Leistung	Was genau wurde ausgeführt, Beratung oder Therapie oder …? Wie viele Stunden, Workshops oder Sonstiges? Das sind die Fragen, die Sie ebenfalls in der Rechnung festhalten müssen. Waren es mehrere Beratungen und Therapien, müssen alle Daten aufgeführt sein. Möglich ist aber auch Zeitraum, z. B. von Januar bis März.
Entgelt und darauf entfallender Steuerbetrag sowie der anzuwendenden Steuersatz oder im Fall einer Steuerbefreiung Hinweis darauf, dass für die Leistung eine Steuerbefreiung gilt	Dies meint für Sie, dass Sie hier den Betrag nennen, auf den entweder die Umsatzsteuer/Mehrwertsteuer auf geschlagen wird, oder aber Sie geben an, nach welchem Gesetz Sie von der Umsatzsteuer befreit sind.

Tab. 20: Bestandteile einer Rechnung unter 250 Euro

Das heißt also, für kleinere Rechnungen gelten diese obigen Regeln. Im einfachsten Fall können Sie dafür bis zu dieser Höhe auch Quittungen nutzen. Quittungen bekommen Sie als analoge Blöcke oder online zum Herunterladen, genauso wie Vorlagen für Kleinbetragsrechnungen.

28 § 286 Abs. 3 Bürgerliches Gesetzbuch (BGB).
29 § 33 Umsatzsteuerdurchführungsverordnung (UStDV), Kleinbetragsrechnung.

5.1.6 Regelungen für die Werbung

Was ist eigentlich genau Werbung? Werbung wird als gezielte Information über Ihre angebotene Leistung verstanden, mit ebendem Ziel, sich und Ihre Leistung bekannt zu machen. Hierbei ist nahezu alles erlaubt.

Jedoch gibt es ein paar generelle Einschränkungen und besondere Einschränkungen für Heilberufe. Die generellen Einschränkungen beziehen sich im Großen und Ganzen darauf, dass belästigende Werbung untersagt ist. Dazu zählen unerwünschte Telefon-, E-Mail- oder SMS-Werbung.[30] Das Gesetz sagt hierzu noch mehr, aber das ist der grundlegende Punkt.

Als besondere Einschränkung gilt die Werbung mit irreführenden Aussagen, z. B. einem Heilversprechen. Das heißt, wenn Sie in Ihrer Werbung oder auch in den Gesprächen erläutern, dass Sie die Klientin heilen werden, also einen deutlichen Erfolg versprechen, der mit Sicherheit zu erwarten sei, dann ist das nicht erlaubt.[31] Zudem gilt: Nur im Rahmen der Tätigkeit einer Heilpraktikerin für Psychotherapie kann über der Feststellung einer Krankheit zur Heilung oder Linderung von Krankheiten und Leiden gesprochen werden.[32]

Als Systemische Therapeutin ohne Heilpraktikererlaubnis dürfen Sie also keine Symptome behandeln, die den Kriterien einer »psychischen Störung« entsprechen. Auf Ihrer Website dürften Sie dann auch keine Diagnosebegriffe verwenden (etwa Ängste, Depression, Essstörung, ...). Klären Sie im Zweifelsfall im Erstgespräch ab, dass Sie ohne Heilpraktikererlaubnis keine Heilbehandlung durchführen dürfen. Es kann natürlich trotzdem sein, dass die von Ihnen angebotene Systemische Therapie oder Beratung sich symptomlindernd und problemlösend auswirken könnte.

Auch sollten Sie von irreführenden Berufsbezeichnungen Abstand nehmen. Psychotherapeutin darf sich in Deutschland nur nennen, wer eine entsprechende Approbationsausbildung oder ärztliche Facharztweiterbildung absolviert hat. Psychotherapie anbieten dürfen darüber hinaus die Heilpraktiker oder Heilpraktiker für Psychotherapie. Sollten Sie einen Abschluss zum Heilpraktiker für Psychotherapie haben, dürfen Sie diese Bezeichnung auch führen, aber immer nur im

30 §7 Gesetz gegen den unlauteren Wettbewerb (UWG), Unzumutbare Belästigungen.
31 §3 Gesetz über die Werbung auf dem Gebiete des Heilwesens (Heilmittelwerbegesetz – HWG).
32 §1 Heilpraktikergesetz.

Ganzen, also »Heilpraktiker für Psychotherapie« oder »Heilpraktiker (Psychotherapie)«. Wenn Sie diese paar Punkte beachten, sind Sie auf der sicheren Seite.[33]

5.1.7 Versicherungen und ihre Wirkung

Welche Versicherung soll es denn nun sein? Was ist gesetzlich vorgeschrieben, was sollten Sie freiwillig tun? Das sind schwierige Fragen, und die Antworten sind auch nicht einfach.

Einfach geklärt ist die Frage nach der gesetzlichen Vorschrift. Gesetzlich verpflichtend ist nur die Krankenversicherung. Auf dieses Thema wurde schon im Abschnitt »Notwendige und informative Berechnungen« eingegangen. Alle anderen Versicherungen sind freiwillig.

Eine Berufshaftpflicht deckt Schäden durch Ihre berufliche Tätigkeit ab. Sie ist in keinem Fall eine Pflichtversicherung, aber wenn Sie sich als Heilpraktikerin selbstständig machen möchten und Mitglied in einem Berufsverband sind oder werden möchten, müssen Sie eine Haftpflichtversicherung nachweisen. Daneben wird eine Berufshaftpflicht für alle therapeutischen und beratenden Berufe sehr empfohlen, aber ist tatsächlich nicht verpflichtend. Auch ist es schwierig, in einem Schadensfall zu beweisen, wer Schuld hat. Wenn z. B. ein junger Familienvater Suizid begeht, nachdem er bei Ihnen aus der Praxis gekommen ist, wird vielleicht versucht werden, Ihnen einen Behandlungsfehler nachzuweisen. Neben den Beerdigungskosten können auch Schmerzensgeld- oder Unterhaltsforderungen auf Sie zukommen. Diese Fälle sind schon vorgekommen, aber ein Nachweis hier ist schwierig, und meist wird Ihnen keine Schuld ausgelegt. Aber auch diese Versicherung ist nicht so immens teuer, es gibt schon Kombiangebote von Betriebs- und Berufshaftpflicht für unter 200 Euro im Jahr. Auch die Dachverbände bieten günstige Gruppenversicherungen an.

Sollten Sie Praxisräume anmieten oder aber in Ihren eigenen Räumen praktizieren, empfiehlt es sich, eine Betriebshaftpflichtver-

33 Sollten Sie zur Abgrenzung zwischen Systemischer Therapie und heilkundlicher Psychotherapie mehr wissen wollen, dann empfehle ich Ihnen den frei zugänglichen Artikel von Joachim Wenzel auf dem Wissensportal der DGSF (Deutsche Gesellschaft für Systemische Therapie, Beratung und Familientherapie). Verfügbar unter: https://www.dgsf.org/service/wissensportal/rechtliche-einordnung-systemischer-therapie-jenseits-des-heilauftrags-in-abgrenzung-zu-heilkundlicher-psychotherapie/view [21.2.2023].

sicherung abzuschließen. Sie wird in den gängigen Praxismietverträgen meist auch gefordert. Die Betriebshaftpflicht greift bei Personen- oder Sachschäden und daraus sich ergebenden Vermögensschäden. Also zum Beispiel, wenn Ihre Klientin über Ihr ungeschickt verlegtes Kabel stürzt; oder aber Sie verschütten Kaffee über den sehr teuren Mantel Ihrer Klientin. All diese Schäden wären abgedeckt, insbesondere auch eventuelle Spätfolgen. Diese Versicherung würde auch ich empfehlen, sie ist nicht so teuer und macht ein sichereres Gefühl. Sollten Sie in Ihren privaten Räumen praktizieren, kann diese Versicherung auch mit einer privaten Haftpflichtversicherung kombiniert werden.

Weitere Versicherungen, die Sie abschließen können, aber nicht müssen, sind z. B. eine Berufsunfähigkeitsversicherung. Sie schließt die Risiken ein, wenn Sie in irgendeiner Form Ihren Beruf nicht mehr ausüben können. Hier ein Tipp: Diese Versicherung ist günstiger über die gesetzlichen Berufsgenossenschaften abzuschließen als über private Versicherer.

Auch die geschäftlich genutzten Geräte und Maschinen kann man über eine Geschäftsversicherung versichern lassen, z. B. Datenverlust infolge eines Blitzeinschlags. Auch Rechtsschutzversicherungen bieten sich an, aber Obacht, sie sind für Selbstständige um einiges teurer als für Angestellte.

5.2 Persönliche Gestaltungsmöglichkeiten in der Selbstständigkeit

5.2.1 Welches Honorar ist das richtige für meine Tätigkeit?

Zum Honorar, welches Sie von Ihren Klientinnen nehmen werden, ist in diesem Buch schon einiges geklärt worden. Neben der Einstellung zum Geld (ganz wichtig!) ist das Berechnen für die Ermittlung des eigenen Honorars eine ebenso wichtige und gute Grundvoraussetzung. Vielleicht betreiben Sie auch ein wenig Analyse bei befreundeten Therapeuten oder Beratern oder im Internet. All das zusammen können Sie nun nutzen, um damit anzufangen zu spielen. Womit fühlen Sie sich wohl? Welches Honorar können Sie gut durchsetzen? Und zögern nicht, während Sie es sagen? Gehen Sie sowohl hoch als auch runter mit dem Honorar, während Sie mit den Zahlen spielen. Sollte sich bei Ihnen eine Zahl klar herauskristallisieren, dann Gratulation. Sie haben *Ihr* Honorar gefunden. Sollte es dies nicht sein, dann tummeln Sie sich in einer Menge von Gleichgesinnten.

Aber auch das ist überhaupt kein Problem, denn das Zauberwort hierfür heißt: »Mischkalkulation«. Sagen Sie sich, dass Sie für bestimmte Leistungen ein bestimmtes Honorar nehmen und für andere Leistungen ein anderes Honorar. Das können auch viele verschiedene Honorare sein. Auch ist es möglich »pro bono« zu arbeiten, das bedeutet, dass Sie gar kein oder ein ganz geringes Honorar nehmen. Diese Leistung können Sie denjenigen zur Verfügung stellen, die sich Ihre Dienste ansonsten nicht leisten können. Achten Sie nur bei allen darauf, dass die Mischung auch wirklich stimmt!

Ein befreundeter Coach erläuterte mir einmal, dass ihm in seiner Ausbildung dargelegt wurde, dass er 100 Euro die Stunde nehmen muss. Dies habe er auch getan, aber es funktionierte nicht richtig. Es fühlte sich immer seltsam an, diese Zahl zu nennen, und die Klientinnen waren immer konsterniert, dass er ein so hohes Honorar nähme. Er versuchte es mit einem niedrigeren Honorar, und siehe da, es klappte besser. Es war stimmig und passte nun zu ihm. Also auch hier ist es wie in allen Punkten in der Selbstständigkeit, es muss zu Ihnen passen.

5.2.2 Regelungen zwischen Therapeutin und Klientin

Nun kommt sicherlich die Frage auf, was rechtlich zwischen Therapeutin/Beraterin und Klientin geregelt werden muss. Hier gibt es keine (rechtlichen) Vorschriften, denn ein Vertrag zwischen zwei Menschen kommt auch durch schlüssige Handlung zustande. Es ist keine ausdrückliche Vereinbarung notwendig.

Empfehlenswert ist es immer, sich mit dem Klienten über die Modalitäten des gemeinsamen Tuns zu verständigen und Einvernehmen herzustellen. Dazu gehören sicherlich:

- Inhalt der Therapie oder der Beratung
- Beginn, Ende und Kündigungsmöglichkeiten
- Honorar, Fälligkeit und Zahlungsmodalitäten
- Mitwirkungspflichten/Verhaltensempfehlungen
- Verbindlichkeit der Gesundheitsfragen/Anamnese
- Datenschutz
- Regelung, bis wann Termine kostenfrei storniert werden können oder in welcher Form Absagen möglich sind (Ausfallhonorar)
- Schweigepflicht.

Dies ist ein schneller Weg zu mehr Klarheit. Gerne können Sie ein Infoblatt verfassen und der Klientin mitgeben. Es ist schnell alles vergessen, was gesprochen wurde.

Einen offizielleren Charakter bekommt die Angelegenheit auch durch das Verfassen eines Schriftstücks, eines Vertrags. Hier werden die Bedingungen schriftlich festgehalten und von beiden Seiten unterzeichnet, womit alle etwas Verbindliches in der Hand haben. Der Vertrag kann durch Allgemeine Geschäftsbedingungen (AGB) unterfüttert werden, die jedoch nicht die Regelungen des Bürgerlichen Gesetzbuches unterwandern dürfen. Das Bürgerliche Gesetzbuch steht über allen anderen Regelungen.

Als Fazit gilt also hier: Der Abschluss eines schriftlichen Vertrages ist grundsätzlich zu empfehlen, da das niedergeschriebene Wort samt Unterschrift eher als verbindlich wahrgenommen wird als eine mündlich getroffene Absprache. Auch lassen sich im Streitfall schriftliche Vereinbarungen besser nachweisen als mündliche.

Aber nichtsdestoweniger, viele agieren sehr gut auch ohne schriftlichen Vertrag. Es kommt – wie immer – auch auf die Situation und auf Sie selbst an, ob Schriftliches erforderlich erscheint oder nicht.

5.2.3 Gestaltung von passender Werbung

Werbung wird als eine gezielte Information über Ihre angebotene Leistung verstanden, mit dem Ziel, sich und Ihre Leistung bekannt zu machen.

Sie erinnern sich vielleicht an die Ausführungen zum Thema »Akquise« in diesem Buch, in dem es darum geht, Kundinnen zu gewinnen. Mit der Akquise sollen Sie Menschen im direkten Kontakt davon überzeugen, dass sie Ihre Dienstleistung in Anspruch nehmen und dafür ein bestimmtes Entgelt zahlen werden.

Werbung ist im Gegensatz dazu immer dann relevant, wo Sie nicht anwesend sein können, also nicht direkt wirken können. Hier setzen Sie passende »Hilfsmittel« ein, um zu überzeugen. Welche »Hilfsmittel« können das sein?

Hier gibt es kein Muss und kein Soll, hier können Sie individuell gestalten. Ein Mittel, welches in unserem Breitengrad wichtig erscheint, ist Ihre Präsenz im Internet durch das Gestalten einer Website. Hier können sich Ihre Kundinnen zwanglos vorinformieren und durch Bilder inspirieren lassen. Daneben scheint es immer angebracht, Visitenkarten oder ähnliche Printprodukte wie Postkarten,

Lesezeichen oder Flyer zu erzeugen, um sie herauszugeben oder an bestimmten Stellen auszulegen. Auch Firmenschilder an der Tür oder auf dem Auto passen vielleicht für einige von Ihnen. Lassen Sie hier Ihrer Fantasie freien Lauf.

Wie schon einmal empfohlen, würde ich zu Beginn der Selbstständigkeit ein Neueröffnungsfest feiern. Egal, wie viele Menschen auf das Fest kommen, alle freuen sich mit Ihnen und feiern. Und vor allem, lassen Sie sich feiern! Dann können Sie irgendwann auch Ihr fünfjähriges oder Ihr zehnjähriges Jubiläum feiern. Neben diesem Effekt haben auch alle mitbekommen, die Sie eingeladen haben, dass Sie sich an diesem bestimmten Termin selbstständig gemacht haben. Dies gilt natürlich nicht nur für Vollselbstständige, sondern natürlich auch für nebenberuflich Selbstständige. Auf dieser Feier sind vielleicht nicht diejenigen dabei, die dann zu Ihren Klientinnen werden, aber sie empfehlen Sie ganz sicher weiter. Diesen Effekt sollten Sie nutzen, man nennt es auch »Mundpropaganda« oder»Empfehlungsmarketing«. Dieser Aspekt ist nicht zu unterschätzen, denn er soll zu 80 % funktionieren. Diese Zahl ist nirgends belegt, aber gefühlt funktioniert es genau so.

Sollten Sie gerne die sozialen Medien nutzen, so probieren Sie dort Ihre Möglichkeiten aus. Viele schwärmen davon und erzählen, dass Sie hierüber viele Klientinnen gewonnen haben. Dazu zählen nicht nur Facebook und Instagram, sondern auch die beruflichen Netzwerke wie LinkedIn oder XING oder andere. Empfehlen kann ich Ihnen auch Internetseiten, über die Sie Ihre Dienste anbieten können, wie z. B. über www.therapie.de [1.10.2022]. Also nutzen Sie alles, was Ihnen einfällt und persönlich zusagt. Nichts ist schlimmer, als Werbung in eigener Sache zu machen und nicht ganz und gar dahinterstehen zu können. Probieren Sie sich aus!

5.2.4 Organisation des Alltags

Das Wort »selbstständig« setzt sich aus den beiden Wörtern »selbst« und »ständig« zusammen. Viele nehmen dies für ihre eigene Selbstständigkeit sehr ernst und setzen es gleich damit, dass sie für sich selbst tätig sind (was vollkommen richtig ist) und dass sie ständig arbeiten (was ganz und gar nicht richtig ist). Ich interpretiere es gerne so, dass ich ständig und immer für mich selbst tätig bin. Das bedeutet für mich, dass ich, egal, wo ich bin und stehe, selbstständig bin. Das heißt, dass ich Gedankengänge, die ich per Zufall mitbekomme, ob in der Bahn oder in einer Diskussionsrunde, vielfach interessiert als

Gedankenanstoß für meine Selbstständigkeit mitnehme. Die Selbstständigkeit gehört eben zu mir. Auch wenn Sie nur eine nebenberufliche Selbstständigkeit anstreben, ist dies so, die Selbstständigkeit gehört zu Ihnen. Es bedeutet also, dass Ihr Leben durchdrungen sein kann von der Tätigkeit, die Sie ausüben, aber es soll auf keinen Fall bedeuten, dass Sie immer arbeiten. Dies wird in gerne in der Literatur so prophezeit, aber es muss nicht stimmen. Es liegt in Ihrer Hand, es zu steuern. Denn zu tun scheint es in der Selbstständigkeit immer zu geben. Immer!

Hier liegt die Krux, die Sie mit einer guten Organisation bewältigen können sollten. Ich erinnere mich, dass ich schon als kleines Mädchen begeistert über den Tresen der Ärzte hinübergeschaut und gesehen habe, dass mittwochnachmittags ein dickes Kreuz durch den Terminkalender gezogen worden war. Hier konnte kein Termin mehr eingetragen werden, es war frei. Das hat mir damals schon sehr imponiert!

Machen Sie es genauso wie die Ärzte, blocken Sie in Ihrem Terminkalender alle Termine, in denen kein *beruflicher* Termin vergeben werden kann. Tragen Sie auch private Termine, die Sie genauso ernst nehmen sollten wie berufliche, ebenso ein (und natürlich streichen Sie sie nicht, wenn jemand meint, dort genau einen Termin haben zu wollen). Das ist weitgehend möglich und klappt auch mit einer gewissen Konsequenz. Aber seien Sie nicht zu hart, machen Sie auch Ausnahmen, wenn Sie das Thema oder die Arbeit einfach reizt. Aber eben nicht so oft.

Haben Sie diese Termin geblockt, gehen Sie daran und schauen, wie Ihr jetziger Alltag aussieht, und fügen Sie Ihre persönlichen Vorlieben hinzu. Es gibt Menschen, die gerne morgens früh um sechs Uhr anfangen zu arbeiten, und es gibt Menschen, die gerne spät aufstehen und dann in den Abend oder sogar die Nacht hinein arbeiten. Nehmen Sie das ernst, und versuchen Sie, es Ihnen gemäß einzurichten. In vielen Fällen wird es gehen. Wann also beginnen Sie, wann hören Sie abends auf und gehen nicht mehr an das Telefon oder lesen schnell noch die Mail, die im Postfach eingegangen ist? Machen Sie auch wirklich Schluss, schließen Sie den Arbeitstag genussvoll ab, und freuen Sie sich auf einen neuen Morgen (wann auch immer er beginnt). Nutzen Sie ruhige Zeiten, oder verschaffen Sie sich solche, indem Sie alle Geräte, die Geräusche machen können, ausschalten, um an diffizilen Aufgaben zu arbeiten. Wir alle brauchen viel Gedankenarbeit, und die kommt nicht von selbst angeflogen, wenn wir uns immer wieder unterbrechen lassen. Dauernde oder auch kleine Störungen reißen Sie immer wieder aus dem Gedanken- oder Arbeitsfluss.

Ihr Potenzial, Ihre Kreativität und Ihre Kraft sind nicht unendlich, kümmern Sie sich deshalb sehr um eine ausgewogene Zeit. Es ist nicht einfach, aber versuchen Sie es, alles andere sorgt auf lange Sicht für Unzufriedenheit.

6 Zum Schluss

Nun haben Sie eine ganze Menge erfahren, haben abgewägt, ob es sich für Sie gut anfühlt, sich selbstständig – auch nebenberuflich – zu machen oder nicht. Oder wie Sie in Zukunft mit der schon bestehenden Selbstständigkeit umgehen werden.

Vielleicht starten Sie bald, dann freue ich mich mit Ihnen und wünsche Ihnen wirklich viel Glück und viel Genuss dabei.

Sollten Sie sich *jetzt* dagegen entscheiden, sich selbstständig zu machen, dann hat dieses Buch auch damit sein Ziel erreicht, nämlich, Sie vor einer Fehlentscheidung zu bewahren. Nichts ist schlimmer als das.

Sollten Sie sich erst später entscheiden, sich selbstständig zu machen, dann gerne, der Grundstock ist gelegt. An den Vorgängen, die ich hier beschrieben habe, ändert sich im Grunde über die Jahre hinweg nichts.

Sollten Sie schon selbstständig gewesen sein, dann hoffe ich, dass Ihnen dieses Buch einiges an Anregungen oder Verständnis gebracht hat und Sie nun etwas gewandter als bislang mit Ihrer Selbstständigkeit umgehen können.

Damit endet dieses Buch. Ich habe Ihnen hier einen Parforceritt durch die Grundzüge der Selbstständigkeit geboten. Vieles hat sich hoffentlich geklärt, vieles bleibt sicher offen, das ist auch so gewollt. Aber mit diesem Rüstzeug können Sie nun die Flut der Informationen besser handhaben. Auch hoffe ich, dass ich Sie motivieren konnte, sich mit der Selbstständigkeit zu befassen. Ich denke, es lohnt sich!

Genauso wie Sie bin ich immer interessiert, auch daran, ob Sie die Inhalte des Buches gut nutzen konnten. Melden Sie sich gerne mit Kommentaren bei mir: www.martinarosanski.de.

Vielen Dank, dass Sie meine Leserin waren!

Über die Autorin

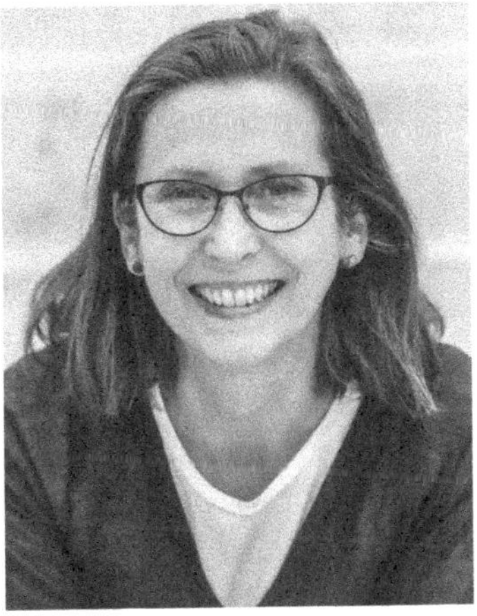

Martina Rosanski, Betriebswirtin; Systemische Organisationsberaterin; zertifizierte Stiftungsberaterin, selbstständige Beraterin mit Sitz in Wiesbaden; 15 Jahre Vorstand der pro regio AG, Stadt- und Regionalentwicklung mit Sitz in Frankfurt. Schwerpunkte: Existenzgründungsberatung, Referentin im Bereich BWL, Finanzen und Buchhaltung, Organisationsberatung von Non-Profit-Organisationen.